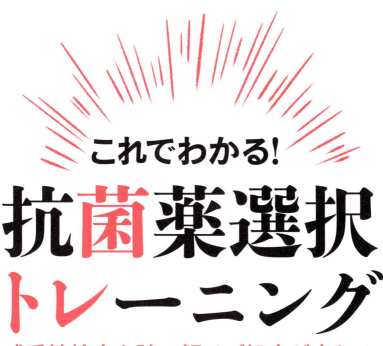

これでわかる！
抗菌薬選択トレーニング

感受性検査を読み解けば処方が変わる

[編集]
藤田直久 京都府立医科大学 感染制御・検査医学教室 病院教授

[執筆]
中西雅樹 京都府立医科大学 感染制御・検査医学教室 講師
児玉真衣 京都府立医科大学 感染制御・検査医学教室
小阪直史 京都府立医科大学附属病院 薬剤部 副薬剤部長
山田幸司 京都府立医科大学附属病院 医療技術部臨床検査技術課 係長
谷野洋子 京都府立医科大学附属病院 医療技術部臨床検査技術課
大長洋臣 京都府立医科大学附属病院 医療技術部臨床検査技術課
小森敏明 長浜バイオ大学 フロンティアバイオサイエンス学科 教授

医学書院

これでわかる！ 抗菌薬選択トレーニング

―感受性検査を読み解けば処方が変わる

発　　行　2019年10月1日　第1版第1刷©
　　　　　2022年2月1日　第1版第5刷

編　　集　藤田直久
　　　　　ふじ た なおひさ

発行者　　株式会社　医学書院

　　　　　代表取締役　金原　俊

　　　　　〒113-8719　東京都文京区本郷1-28-23

　　　　　電話　03-3817-5600(社内案内)

印刷・製本　大日本法令印刷

本書の複製権・翻訳権・上映権・譲渡権・貸与権・公衆送信権(送信可能化権
を含む)は株式会社医学書院が保有します.

ISBN978-4-260-03891-1

本書を無断で複製する行為(複写, スキャン, デジタルデータ化など)は, 「私
的使用のための複製」など著作権法上の限られた例外を除き禁じられています.
大学, 病院, 診療所, 企業などにおいて, 業務上使用する目的(診療, 研究活
動を含む)で上記の行為を行うことは, その使用範囲が内部的であっても, 私的
使用には該当せず, 違法です. また私的使用に該当する場合であっても, 代行
業者等の第三者に依頼して上記の行為を行うことは違法となります.

JCOPY 〈出版者著作権管理機構 委託出版物〉
本書の無断複製は著作権法上での例外を除き禁じられています.
複製される場合は, そのつど事前に, 出版者著作権管理機構
(電話 03-5244-5088, FAX 03-5244-5089, info@jcopy.or.jp)の
許諾を得てください.

はじめに

　みなさんは，実際の診療で抗菌薬の処方を行う際，その選択をどのように行っていますか？　おそらく，まず患者さんの背景や起炎菌，そのほか薬剤感受性試験結果などを確認されると思います．しかし，その薬剤感受性結果については，みなさんどこまで読み解かれているでしょうか？　いろいろな先生方から感染症のコンサルトを受けていると，「実は感受性結果の"感性(S)/中間(Ⅰ)/耐性(R)"の判定しか見ていない」あるいは「培養検査を実施せずに，漫然と抗菌薬を処方してしまっている」という事例も散見されます．また，もう1つ重要なのは，実は薬剤感受性が(S)だからといって，必ずしも適正な抗菌薬であるとはいえないという点です．(S)の抗菌薬を処方しても，場合によっては臓器移行性の問題や耐性遺伝子の発現の問題などから適切な治療に結びつかないこともあり，さらに耐性菌を生み出す懸念もあります．

　耐性菌は今，世界的に深刻な問題となっています．このまま耐性菌が増え続けると，30年後の2050年には，多剤耐性菌による死者数ががんの死者数を上回るともいわれています．そこで2015年，WHOはAMR(antimicrobial resistance：薬剤耐性)に関する世界計画を発表しました．それを受け，わが国でもAMR対策アクションプランが決定されました．そこでは抗微生物薬の使用量の削減や微生物の薬剤耐性率などについて，細かく，具体的な目標数値が示されています．これらを進めていくうえでも，日々の抗菌薬の適正使用は非常に重要な課題といえます．

　適正な抗菌薬の処方には，起炎菌に対し効果があり，かつスペクトラムの狭い抗菌薬を選ぶことが基本ですが，そのためには，薬剤感受性試験結果を正しく読み解くことが重要となります．では，どのようにそのトレーニングをすればよいでしょうか？　大切な問題でありながら，今までこの部分にスポットが当てられることはあまりありませんでした．感染症診療や抗菌薬に関する書籍はたくさんありますが，一方で薬剤感受性試験結果のみかたをテーマにした書籍や教材は皆無に等しい状態でした．であれば，私たち自身で書籍を新たに作ればよいのではないか，という結論に至りました．

　私たちの施設では，医師，薬剤師，臨床検査技師，看護師の4職種による抗菌薬適正使用推進チーム(AMT：antimicrobial management team，のちのAST：antimicrobial stewardship team)を2003年に結成し，多職種による抗菌薬適正使用支援プログラム(ASP：antimicrobial stewardship program)を通じて抗菌薬適正使用を推進してきました．また2010年からは，感染症専門の医師がいない施設において，抗菌薬適正使用を支援し，どのようにすれば推進

することができるのかについて，いくつかの基幹病院でトライアルを重ねてきました．そのなかで明らかになってきたことは，感染症診療の基本である，①適切な検体採取，②適切な細菌検査（特に薬剤感受性試験），③検査結果の解釈，④抗菌薬の選択（投与経路，投与量，投与期間を含む），⑤感染症の治療経過の理解，のいずれか，または複数の点に問題があり，そのために抗菌薬適正使用がうまく進んでいなかったということです．なかでも，検査室から情報提供された検査結果の解釈に問題があり，その後の抗菌薬選択がうまくできていない症例が少なからずあることがわかってきました．以上の点も含め，本書にはこれまでに経験したコンサルト症例を参考に，「この知識だけは必ず知っておいていただきたい」という内容を厳選して収めました．本書第Ⅱ章の実践編を読み解いていただくことにより，薬剤感受性試験結果のみかた，微生物検査の基本的なプロセス，さらに追加検査の必要性などについての理解が深まり，先に挙げた問題を克服できるよう工夫しています．

　本書は 3 部構成となっています．第Ⅰ章には感染症診療での基本を記しました．ここでは第Ⅱ章を読み進めていただくうえで必須となるトピックのみ簡潔にまとめています．第Ⅱ章は本書のメイン部分で「処方問題」となっています．各問題の解説には感染症専門薬剤師による「抗菌薬一口メモ」を付し，問題を解きながら，臨床に役立つ抗菌薬の特徴が理解できるようになっています．第Ⅲ章では医師も知っておきたい検査の最低限の基本も紹介しました．一見，実診療にはつながらないと思われるかもしれませんが，どのように検査が行われているかをおおまかに把握しておくことで，検査のどこに落とし穴がありそうか，などの勘が働くようになります．また付録として抗菌薬のスペクトラム表と，主な抗菌薬の特徴一覧を掲載しました．

　本書は，抗菌薬処方を行う医師はもちろん，AST や ASP にかかわる薬剤師・臨床検査技師の皆さんにも役立てていただけるものと思います．この本を読み進めていくと，これまで漠然と見ていた細菌検査結果についての理解が一層深まり，今後の感染症診療あるいは ASP 活動に必ず役立つと確信しています．この本が出版される令和元年が，皆様の感染症診療あるいは AST 活動の新たな出発の年になることを祈念しています．

令和元年 8 月

藤田直久

目　次

第 I 章　診療の原則編 …… 1

① 感染症診療の基本的なプロセス　中西雅樹 …… 2
② 薬剤感受性検査とは　中西雅樹 …… 4
③ 感染臓器・部位からみる処方抗菌薬のポイント　中西雅樹 …… 7

第 II 章　実践編 …… 9

症例 1〜23：児玉真衣　症例 24〜56：中西雅樹

症例 1　MSSA（1）…… 11
症例 2　MSSA（2）…… 13
症例 3　MSSA（3）…… 15
症例 4　MSSA（4）…… 17
症例 5　MRSA（1）…… 19
症例 6　MRSA（2）…… 21
症例 7　MRSA（3）…… 23
症例 8　MRSA（4）…… 25
症例 9　MRSA（5）…… 27
症例 10　MRSA（6）…… 29
症例 11　*S. lugdunensis* …… 31
症例 12　MRSE（1）…… 33
症例 13　MRSE（2）…… 35
症例 14　*S. saprophyticus* …… 37
症例 15　*S. pneumoniae*（1）…… 39
症例 16　*S. pneumoniae*（2）…… 41
症例 17　*S. pyogenes*（1）…… 43
症例 18　*S. pyogenes*（2）…… 45
症例 19　*S. mitis*（1）…… 47
症例 20　*S. mitis*（2）…… 49
症例 21　*E. faecalis*（1）…… 51
症例 22　*E. faecalis*（2）…… 53
症例 23　*E. faecalis*（3）…… 55

症例24 *E. coli*（1）……57

症例25 *E. coli*（2）……59

症例26 *E. coli*（3）ESBL ①……61

症例27 *E. coli*（4）ESBL ②……63

症例28 *K. pneumoniae*（1）……65

症例29 *K. pneumoniae*（2）……67

症例30 *S. marcescens*（1）……69

症例31 *S. marcescens*（2）……71

症例32 *E. cloacae*（1）……73

症例33 *E. cloacae*（2）……75

症例34 *E. cloacae*（3）CRE……77

症例35 *E. coli*（5）CPE ①……79

症例36 *E. coli*（6）CPE ②……81

症例37 *P. aeruginosa*（1）……83

症例38 *P. aeruginosa*（2）……85

症例39 *A. baumannii*（1）……87

症例40 *A. baumannii*（2）MDRA……89

症例41 *S. maltophilia*……91

症例42 *B. cereus*（1）……93

症例43 *B. cereus*（2）……95

症例44 *C. difficile*（1）……97

症例45 *C. difficile*（2）……99

症例46 *M. tuberculosis*（1）……101

症例47 *M. tuberculosis*（2）……103

症例48 *M. avium*……105

症例49 *M. abscessus*……107

症例50 市中肺炎……109

症例51 誤嚥性肺炎（1）……111

症例52 誤嚥性肺炎（2）……113

症例53 誤嚥性肺炎（3）……115

症例54 *M. pneumoniae*……117

症例55 *Legionella*……119

症例56 *B. pertussis*……121

カラー図譜　グラム染色・培養……123

第III章 検査知識編 ……127

① 要チェック！　正しい検体採取と搬送のしかた　山田幸司 ……128

② 実は難しい細菌同定　大長洋臣 ……133

③ 薬剤感受性検査の落とし穴　大長洋臣 ……137

④ あなたの施設は大丈夫 !?
　適切なアンチバイオグラムの作成法　谷野洋子 ……140

⑤ 薬剤耐性菌に強くなるための 5 つの基本　山田幸司 ……144

⑥ 抗酸菌検査の概略をおさえよう　谷野洋子 ……148

症例 57 selective reporting　中西雅樹 ……153

症例 58 プラスミド性 AmpC 型 β ラクタマーゼ　中西雅樹 ……155

症例 59 ESBL 確認試験　中西雅樹 ……157

症例 60 FOM の薬剤感受性結果　中西雅樹 ……159

症例 61 基準となる抗菌薬投与方法　中西雅樹 ……161

付 録 ……163

付録 1 本書で取り上げた主な抗菌薬のスペクトラム　中西雅樹 ……164

付録 2 覚えておきたい代表的な抗菌薬　小阪直史 ……167

あとがき ……173

索引 ……175

抗菌薬一口メモ　小阪直史

注射剤から経口剤へのスイッチ療法（CEX）……12
β ラクタム系抗菌薬の薬物動態/薬力学（PK/PD）……14
抗菌薬の移行性が悪い臓器と組織 ……16
細菌性髄膜炎とセファロスポリン系抗菌薬の投与量 ……18
CTRX のピットフォール ……20
VCM の治療薬物モニタリング（TDM）①：検体採取のポイント ……22
VCM の治療薬物モニタリング（TDM）②：目標血中濃度の設定 ……24
VCM の点滴時間 ……26
LZD の特徴と注意点 ……28
DAP の特徴と注意点 ……30
腎不全時の抗菌薬投与量の注意点 ……32
ペニシリン系抗菌薬との交差アレルギー ……34
CRBSI に対する抗菌薬ロック療法 ……36
VCM は経口投与しても腸管から吸収されない? ……38
PCG 投与時は，血中カリウム値と溶解液量に注意 ……40
細菌性髄膜炎に対する抗菌薬投与量 ……42
毒素産生抑制効果を有する抗菌薬 ……44
ピボキシル（PI）基を有する経口抗菌薬の腸管吸収と副作用 ……46
安全に抗菌薬の de-escalation（狭域化）を進めるために ……48

感染性心内膜炎でのアミノグリコシド系抗菌薬の用法………50

ペニシリン系抗菌薬の歴史………52

アミノグリコシド系抗菌薬の併用療法………54

ダブルβラクタム療法………56

経口抗菌薬と薬物動態………58

ST合剤の特徴と注意点………60

セファマイシン系抗菌薬の代替薬………62

ESBL産生菌と発熱性好中球減少症………64

内因性耐性………66

inoculum effect………68

CTXとCTRXの違い………70

セファロスポリン系抗菌薬(CAZ)に関する世代分類の落とし穴………72

βラクタム系抗菌薬の長時間点滴………74

主なAmpC型βラクタマーゼ産生菌………76

カルバペネマーゼ産生菌に対する治療薬………78

CLの併用療法………80

カルバペネマーゼ産生菌に対する新しい治療薬………82

抗菌薬投与時の電解質負荷………84

アミノグリコシド系抗菌薬の単剤治療は行わない?………86

βラクタマーゼ阻害薬の作用機序………88

TGC使用時の注意点………90

カルバペネム系抗菌薬の違い………92

芽胞形成菌に対する抗菌薬療法………94

*B. cereus*に対する抗菌薬療法………96

*C. difficile*感染症に対する治療薬………98

FDX使用時の注意点………100

抗結核薬について………102

抗結核薬としてのLVFXの位置づけ………104

CAM投与時の注意点………106

RFPとRBT………108

CVAと抗菌薬関連下痢症………110

TAZ/PIPCの注意点………112

MRSA肺炎に対する抗菌薬療法………114

抗菌薬の組織移行性………116

マクロライド系抗菌薬の特徴………118

キノロン系抗菌薬の使い分け………120

マクロライド系抗菌薬の適応外使用について………122

コラム　1～5：小森敏明　6：小阪直史

コラム1　ASTとは………3

コラム2　CLSIとは………6

コラム3　血液培養とコンタミネーション………132

コラム4　ASTにおける微生物検査の重要性………136

コラム5　長期培養の依頼が必要な場合………147

コラム6　抗菌薬のPK/PD理論とは………166

本文・装丁デザイン：加藤愛子（オフィスキントン）

第 **I** 章

診療の原則編

1 感染症診療の基本的なプロセス

　感染症診療では直観的な判断が役立つこともありますが，やはり多くの症例では感染症診療のプロセスをしっかり確認することが重要です．忙しさにかまけてそこを省略してしまうと，あとで大きな失敗につながることがあります．例えば，「感染症か否か」の確認を怠り，膠原病に対して漫然と抗菌薬が投与される事例，「患者背景」の確認を怠り，ペット飼育歴を聞かなかったことから診断に苦慮したオウム病の事例，さらに「感染臓器」の確認を怠り，歯根膿瘍が見逃されていた事例など，失敗事例を挙げると枚挙に暇がありません．

まず，感染症診療のプロセスをおさえる!

　したがって，**感染症の治療を行う際には，図Ⅰ-1の各プロセスをスラスラと説明できるくらいしっかりと確認しましょう**．ただし，各種検査を行っても起炎菌を特定できない場合もあります．その際には，過去に報告された同部位の感染症での疫学的情報を参考にすれば，ある程度起炎菌を推定することが可能です．

　以上より，例えば感染症が疑われる事例のプレゼンテーションで，「患者背景は特記事項なし，感染臓器は肺で，現在実施した検査からは起炎菌は確定していません．したがって，『成人肺炎診療ガイドライン2017』を勘案したうえでセフトリアキソン（CTRX；ロセフィン）＋アジスロマイシン（AZM；ジスロマック）で治療を開始します．ただし，起炎菌が判明すれば適宜狭域化を行います……」という，各プロセスを意識した初診患者の説明を行えば，納得しない上級医は一人もいないと思います．もちろん各プロセスをどこまで深く確認することができるかは，一定のスキルを身につける必要はあります．

　また，経験的治療を開始したのち，臨床経過が良好かつ起炎菌が判明した場合には，薬剤耐性（AMR：antimicrobial resistance）対策を考慮した狭域化の実践が重要となります．一方で，選択した抗菌薬に効果がみられない場合には，プロセス①に戻り，最初からこれまでの思考過程を見直すことが必要となります．

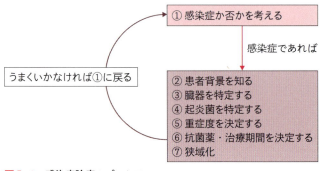

図Ⅰ-1　感染症診療のプロセス

▌そして，塗抹・培養結果，薬剤感受性結果の読み方，使い方をおさえる！

しかし，実際の臨床では，前述のプロセスの確認に加えて，もう１つ大切な点があります．それは**微生物検査結果を読みとき，治療にいかす力**です．感染症診療においては正しい診断および適切な抗菌薬の選択が重要であり，そのプロセスを学ぶための診断学や抗菌薬に関する良書はすでに巷にあふれています．したがって，診断学や抗菌薬については学ぶ意志さえあれば容易にそれらの情報に触れることが可能です．しかし，抗菌薬の適切な選択に不可欠である塗抹・培養結果や薬剤感受性結果の読み方・使い方についてはいかがでしょうか？　普段，日常臨床において何百回，何千回と見ているはずのこれらの検査結果について，「実は同定菌名と(S)(I)(R)の判定しか見ていない」という声を少なからず耳にします．これでは普段，感染症の診断学や抗菌薬に関する知識をどれほどブラッシュアップしていても，微生物検査にまつわる"一種の落とし穴"に足をすくわれ，適切な治療に結びつかなくなるおそれがあります．

そこで**本書では，薬剤感受性検査の意義や問題点について解説するとともに，「第Ⅱ章 実践編」ではたくさんの演習問題を提示し，自然に・無理なく微生物検査結果のみかたが身につくよう工夫しました．**これらの知識は抗菌薬を処方する医師はもちろんのこと，抗菌薬適正使用の活動にかかわる薬剤師や臨床検査技師，さらには感染管理にかかわる看護師にも必要な知識といえます．

コラム 1

AST とは

今，抗菌薬などが効かない薬剤耐性(AMR)感染症が世界的な問題となっています．抗菌薬などが効かなくなると，感染症で人類が次々に亡くなっていった過去の時代に戻ってしまいます．われわれは今ある抗菌薬などを管理し，適切に使用していく必要があります．そのために，医療施設内では感染症専門の医師や薬剤師，臨床検査技師，看護師で構成された AST が活躍します．臨床検査の勉強をされた方は，AST と聞くと肝機能検査の１つであるアスパラギン酸アミノトランスフェラーゼ(同意語として，GOT：グルタミン酸オキサロ酢酸トランスアミナーゼ)を思い浮かべるかもしれません．しかし本書で AST とは，抗菌薬適正使用支援チーム(antimicrobial stewardship team)のことをいいます．

AST の活動目的は，抗菌薬を使用する際，個々の患者に対して最大限の治療効果を導くと同時に，耐性菌の拡大を含む有害事象をできるだけ最小限にとどめ，いち早く感染症治療を完了できる(最適化する)ようにすることです．要するに漫然と抗菌薬を処方することなく感染症患者ごとに"うまく"抗菌薬を使って治療するということです．

AST の活動内容としては，抗菌薬使用時の介入，抗菌薬使用の最適化，微生物検査診断の利用，教育・啓発などがあります．ただし「何か活動した」「頑張った」というだけでは駄目で，その結果どうなったのかが求められます．それが評価指標です．AST の評価指標としては，抗菌薬使用状況，治療薬物モニタリング(TDM：therapeutic drug monitoring)実施率，耐性菌検出率，治療成績などがあります．評価指標を定期的に算出し，見直すことで AST 活動でどれだけ成果があったのか，何が足りなかったのかがみえてきます．

Ⅰ 診療の原則編

2 薬剤感受性検査とは

薬剤感受性検査には，主にディスク法と微量液体希釈法がありますが，ここでは日常診療で多く使用されている微量液体希釈法について説明します．

▌微量液体希釈法と最小発育阻止濃度（MIC）

微量液体希釈法では，ある細菌の最小発育阻止濃度（MIC：minimum inhibitory concentration）を測定するために，図Ⅰ-2 のような抗菌薬の濃度が 1/2 ずつ希釈されたウェルの中に一定濃度の菌液を入れます．その後，規定の時間培養したのち細菌の発育を認めない抗菌薬濃度の中で，最も低いものを MIC と判定します．例えば，図Ⅰ-2 であれば薬剤 A の MIC は 1 μg/mL，薬剤 B は 4 μg/mL となります．

では，薬剤 A は薬剤 B に比べ臨床効果が高いといえるでしょうか．例えば，薬剤 A をレボフロキサシン（LVFX；クラビット），薬剤 B を CTRX とした場合，一般的には前者は 1 回 500 mg/1 日 1 回，後者は 1 回 1〜2 g/1 日 1〜2 回の処方量となり，両薬剤は投与量に大きな違いがあります．さらに，体内での薬物動態や作用機序などがまったく異なることを考えると，**MIC の数値だけを見て適切な抗菌薬を選択することは実質困難**ということになります．したがって，**MIC の数値を比較して一番数値の小さな抗菌薬を選択するという，いわゆる「縦読み」は決して行ってはいけません．**

▌薬剤感受性検査の判定基準

それでは MIC の測定は，われわれが臨床を行ううえでまったく役に立たないのでしょうか？ せっかく測定した MIC 値を「抗菌薬の臨床効果」の予測のために使用することは不可能なのでしょうか．そこで必要となるのが薬剤感受性検査の判定基準

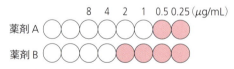

図Ⅰ-2 MIC の測定方法
着色したウェルは菌が発育していることを示す．薬剤 A の MIC は 1 μg/mL，薬剤 B の MIC は 4 μg/mL となる．

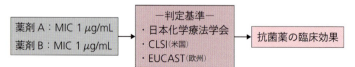

図Ⅰ-3 薬剤感受性検査の判定基準の意義
薬剤感受性検査の判定基準は，「MIC 値」と「臨床効果」とを結びつける重要な役割を果たす．

表 I-1　腸内細菌科細菌の薬剤感受性基準（米国 CLSI）

検査/報告の グループ	抗菌薬	MIC 判定基準（μg/mL）			コメント
		S	I	R	
セファロスポリン系					
A	セファゾリン（CEZ）	≦2	4	≧8	解釈基準は 2 g を 8 時間ご との投与に基づいている.
テトラサイクリン系					
C	テトラサイクリン（TC）	≦4	8	≧16	

グループ A：日常的に検査し報告する. グループ B：日常的に検査し, 選択的に報告する. グループ C：追加的に検査し, 選択的に報告する. グループ U：尿分離菌株のみに追加. グループ O：臨床適応されるが, 米国では一般的には検査・報告の対象とはなっていない.

です（図 I-3）. 判定基準として日本化学療法学会, 米国 CLSI（Clinical and Laboratory Standards Institute）, 欧州の EUCAST（European Committee on Antimicrobial Susceptibility Testing）などが公表されていますが, これらは「MIC 値」と「抗菌薬の臨床効果」とを結びつけるための大変重要なツールとなります. なお, 日本で最も多く用いられている判定基準は米国 CLSI のものです.

▎米国 CLSI の薬剤感受性基準

　それでは, 米国 CLSI の薬剤感受性基準を見てみましょう（表 I-1）. ここではディスク法での基準は省略し, 基本的には MIC 測定による基準について説明します.

　腸内細菌科細菌（*Escherichia coli* や *Klebsiella pneumoniae* subsp. *pneumoniae* など）に関する記載項目の概要ですが, 「検査/報告のグループ」の部分にはアルファベットが記載してあります. この「A」や「C」は何を意味するのでしょうか？ これは, 腸内細菌科細菌に対し薬剤感受性検査を実施する場合の優先順位になります. つまり「グループ A」は「日常的に検査し報告する」と記載があるように, セファゾリン（CEZ；セファメジン）は必ず最初から薬剤感受性検査を実施し, 必ず結果を報告する薬剤となります. 一方で,「グループ C」のテトラサイクリン（TC；アクロマイシン）は必ずしも初回から薬剤感受性検査を実施する必要はなく, 追加的に検査を実施し, 結果も必要に応じて臨床側に返すことになります. このように, 実施した薬剤感受性結果をすべて一律に報告するのではなく, **優先順位を決めて選択的に報告する方法を「selective reporting」といいます. これは, 薬剤耐性菌対策や抗菌薬適正使用に有効と考えられています.**

　施設によっては, 実施した薬剤感受性検査の結果すべてを臨床側に返却しているところもあるかもしれませんが, その場合, 医師の抗菌薬の知識が乏しいと, カルバペネム系抗菌薬やキノロン系抗菌薬の感受性結果が感性（S）であればつい選んでしまいがちです. そのような事象を防ぐため, 微生物ごとに報告すべき抗菌薬やその優先順位を規定することで, 標準的な治療に結びつくよう工夫されています. もちろんこのグループ A や C などの優先順位は米国の疫学情報を勘案して考えられていますので, わが国で用いる際には注意が必要です. 例えば, 肺炎球菌は, 2018 年の米国 CLSI 判定基準（M100-S28）ではマクロライド系抗菌薬のエリスロマイシン（EM；エリスロシ

I 診療の原則編　　005

ン)をグループ A としていますが，日本の厚生労働省院内感染対策サーベイランス事業（JANIS）のデータでは，肺炎球菌（髄液検体以外）の EM に対する感受性はわずか12.8%〔2016 年 1～12 月年報（全集計対象医療機関）〕であり，日本では必然的にマクロライド系抗菌薬の肺炎球菌に対する位置づけが米国に比べ低くなるものと考えられます.

　次に各薬剤と MIC 判定基準についてです. 例えば大腸菌の CEZ に対する MIC を測定し，MIC が 2 μg/mL と判明すれば，その菌株は CEZ 感性と報告されます. ただし，この判定は表Ⅰ-1 のコメント欄にも記載のあるように，CEZ を 1 回 2 g/8 時間ごと（6 g/日）に投与した場合を基準として決められていることから，1 回 1 g/8 時間ごと（3 g/日）に投与した場合には投与量が十分でないため，大腸菌の MIC が 2 μg/mLであったとしても治療効果がうまく出ない可能性があります.

コラム 2

CLSI とは

　CLSI は Clinical and Laboratory Standards Institute の略です. 米国が中心となって「医学検査や医療サービスの価値を高める」ことをミッションとしている団体であり，170 以上の指針や基準を作成しています. そのなかに，微生物検査にかかわるドキュメントがいくつかあります.

微生物に関する主な CLSI のドキュメントの一覧

分類	タイトル	主な内容
M100	Performance Standards for Antimicrobial Susceptibility Testing	腸内細菌科や *Staphylococcus* 属など臨床現場で病原菌として重要な菌の薬剤感受性検査方法および判定基準
M45	Methods for Antimicrobial Dilution and Disk Susceptibility Testing of Infrequently Isolated or Fastidious Bacteria	*Campylobacter* 属，*Bacillus* 属など M100 ではカバーできていない菌種の薬剤感受性検査方法および判定基準
M24	Susceptibility Testing of Mycobacteria, *Nocardia* spp., and Other Aerobic Actinomycetes*	主に抗酸菌や *Nocardia* 属の薬剤感受性検査方法および判定基準
M39	Analysis and Presentation of Cumulative Antimicrobial Susceptibility Test Data	アンチバイオグラムの作成方法

　よく「M100-S27」や「M24-A2」という表記が用いられます. ハイフンの前半（M100 やM24）はドキュメント分類を，後半（S27 や A2）はそのドキュメントのバージョンや版数を表しています. 微生物学以外にも，生化学検査や血液検査についてのドキュメントも存在しますので，興味のある分野を確認してみてはいかがでしょうか.

＊「Mycobacteria, *Nocardia* spp. and Other Aerobic Actinomycetes」の薬剤感受性検査について：2018 年 11 月よりこれらの菌種については「M24」と「M62」の 2 つのドキュメントに分かれています. M24 3rd edition には「感受性検査方法や判定方法」，M62 1st edition には「判定基準」が主に掲載されています.

3 感染臓器・部位からみる処方抗菌薬のポイント

薬剤感受性結果のみかたの注意点

　薬剤感受性結果は，処方すべき抗菌薬を絞り込むための"ヒント"を与えてくれます．例えば，耐性（R）と判定された抗菌薬は，一部の例外（相乗効果や毒素産生抑制のための使用）を除き，治療薬として選択されることはありません．では，感性（S）と判定されたものはすべて臨床的な効果が期待できるのでしょうか？　実は，感性とされた抗菌薬を処方しても治療に失敗する場合があります．

　では，薬剤感受性結果をみる際の注意点はどこにあるのでしょうか？　それには前述の「感染症診療のプロセス」（図Ⅰ-1，p. 2）を思い出す必要があります．そのなかの3番目のプロセスに「感染臓器」の確認がありますが，**感染臓器が明確になると，抗菌薬の臓器移行性や臨床上の有効性を勘案した抗菌薬の選択が可能となります**．例えば，第一～二世代セファロスポリン系抗菌薬は髄液への移行性が悪いことから，細菌性髄膜炎の治療には処方しませんし，抗MRSA薬であるダプトマイシン（DAP；キュビシン）は，たとえ薬剤感受性結果で感性と判定された場合でもMRSA肺炎には使用してはいけません．DAPは肺サーファクタントと結合し抗菌活性が低下することが知られており，薬剤添付文書にも「肺炎に使用しないこと」と記載されています．

適切な抗菌薬を選ぶには

　こうなると，薬剤感受性結果で感性と判定されている抗菌薬でも，本当に臨床的に使用できるのか半信半疑になります．そのため，ここで一手間必要になります．

　感染臓器・起炎菌が絞れた時点で，『サンフォード感染症治療ガイド（熱病）』や『レジデントのための感染症診療マニュアル』など，**感染症診療のバイブルとされる書籍の関連ページ，あるいは各疾患のガイドラインなどを必ず確認しましょう**．それぞれの感染臓器・起炎菌に対しどのような抗菌薬を選択するべきかが，第一選択，第二選択といった形で記載されています（図Ⅰ-4）．

　次に，**それらの抗菌薬の処方候補を念頭に，当該患者の患者背景（アレルギー，腎機能，併用薬，基礎疾患など），重症度（血圧，脈拍，呼吸数，意識レベル）を勘案したうえで処方すべき抗菌薬を決定し，ようやく最後にその薬剤の感受性結果を確認す**ることになります．決して，薬剤感受性結果のなかから感性の薬剤を探し，さらに

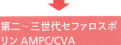

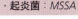

図Ⅰ-4　感染臓器・起炎菌から推奨される処方

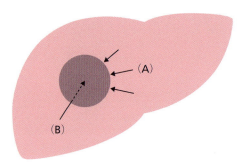

図Ⅰ-5　肝膿瘍における抗菌薬の移行性

MIC値の最も小さな抗菌薬を選ぶといった，いわゆる「縦読み」は行ってはいけません．

　上記のプロセスをしっかりと踏めば，各感染臓器において臨床的に有効性が証明されている抗菌薬のなかから，起炎菌に感受性を有する抗菌薬を選択することが可能となります．最初は少し面倒な気がするかもしれませんが，**この確認作業を繰り返すことによって，適切な抗菌薬の選択が可能となるほか，「どの臓器と，どの抗菌薬との親和性が高いのか」という知識が自然に擦り込まれていきます．**

膿瘍性病変には要注意

　もう1つの重要な点は膿瘍性病変です．例えば，肝膿瘍の場合，一般的には大腸菌，クレブシエラ属，バクテロイデス属，腸球菌などが起炎菌とされ，経験的治療としてはアンピシリン/スルバクタム（ABPC/SBT；ユナシン-S）やCTRX＋メトロニダゾール（MNZ；フラジール）などが処方されます．しかし，起炎菌が判明し上記薬剤に感受性を有している場合でも，臨床的に改善しない事例をしばしば経験します．このような場合にはドレナージが十分できているかを確認することのほか，抗菌薬の膿瘍移行性についても考慮する必要があります．

　図Ⅰ-5は肝膿瘍の模式図です．例えば，**βラクタム系抗菌薬は水溶性抗菌薬のため，主に血流の豊富な部位での有効性が高い**とされています．つまり肝膿瘍の場合には，(A)のような膿瘍周囲の血流の豊富な部位には臨床効果が期待できるものの，(B)のような膿瘍の中心部など血流の乏しい部位にはβラクタム系抗菌薬は届きにくく，臨床効果が得られにくい場合もあります．

　よって膿瘍性病変に対しては，ドレナージの状態，膿瘍の大きさ・数，患者の免疫状態なども勘案したうえで，βラクタム系抗菌薬のみで治療するか，あるいは**組織移行性の良好な脂溶性抗菌薬へ変更または併用するべきかを判断する必要があります．**

・感染臓器と相性のよい抗菌薬を選択する
・薬剤感受性結果をみる際には「縦読み」は行わない
・膿瘍性病変を伴う場合にはドレナージのほか，組織移行性の良好な抗菌薬への変更・併用を検討する

第 II 章

実践編

いよいよ次ページから問題がはじまります．解答の際，以下の点に着目しましょう．

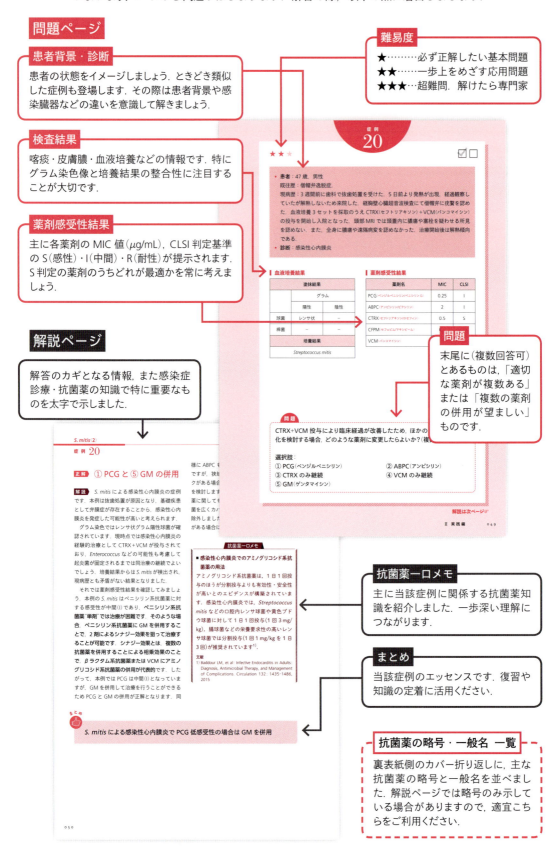

本書籍の各種感受性基準は2018年12月時点のものを採用しています

症例 1

- **患者**：50歳，男性
  既往歴：なし．
  現病歴：3日前に右下腿を虫に刺された．2日前より同部位に発赤と腫脹を認め様子をみていたが，熱感の増強と発熱が出現したため当院を受診．虫刺部より膿汁を認め，培養を提出のうえCTRX（セフトリアキソン）を点滴投与した．現在，解熱し局所の所見も改善傾向である．
- **診断**：下肢蜂窩織炎

皮膚膿検査結果

塗抹結果

	グラム	
	陽性	陰性
球菌	3+（ブドウ状）	−
桿菌	−	−
WBC：2+		

培養結果

Staphylococcus aureus（MSSA）

薬剤感受性結果（膿）

薬剤名	MIC	CLSI
PCG（ベンジルペニシリン/ペニシリンGカリウム）	1	R
MPIPC（オキサシリン）	≦0.25	S
CEZ（セファゾリン/セファメジン）	≦1	S
CFX（セフォキシチン）	≦2	S
EM（エリスロマイシン/エリスロシン）	>8	R
CLDM（クリンダマイシン/ダラシン）	>4	R
MINO（ミノサイクリン/ミノマイシン）	8	I
CPFX（シプロフロキサシン/シプロキサン）	8	R
VCM（バンコマイシン）	≦0.5	S
ST（スルファメトキサゾール・トリメトプリム/バクタ）	0.5	S

問題

CTRX投与により臨床経過が改善し，薬剤感受性結果より経口抗菌薬に狭域化を行う場合，どのような薬剤に変更するのが適切か？（複数回答可）

選択肢：
① AMPC（アモキシシリン）　② CEX（セファレキシン）
③ EM（エリスロマイシン）　④ MINO（ミノサイクリン）
⑤ ST（スルファメトキサゾール・トリメトプリム）合剤

解説は次ページ☞

MSSA(1)

症例 1

正解 ② CEX または ⑤ ST 合剤

解説 健常者における皮膚軟部組織感染症の症例です．皮膚軟部組織感染症の場合には壊死性筋膜炎あるいは皮下膿瘍の有無を適切に判断することが重要であり，それらを合併している場合には抗菌薬治療のほか，デブリードマンやドレナージの必要性を検討します．しかし，本例は蜂窩織炎と診断されているためドレナージの必要性はなく，適切な抗菌薬治療で十分効果が期待されます．

起炎菌に関しては，創部から採取した膿検体でグラム陽性球菌（ブドウ状）を多数認め，白血球も多くみられることから，単なる皮膚の常在菌を検出したのではなく，S. aureus を感染症の起炎菌と考えて問題なさそうです．

では薬剤感受性結果をみてみましょう．検出された S. aureus は MPIPC や CFX に感受性を有することから，MRSA（メチシリン耐性黄色ブドウ球菌）ではなく MSSA（メチシリン感受性黄色ブドウ球菌）と考えられ，本菌による蜂窩織炎に対し使用すべき点滴抗菌薬としては β ラクタム系抗菌薬〔PCG または ABPC（アンピシリン），または CEZ〕が浮かんできます．ただし PCG が耐性であることからペニシリナーゼ産生が疑われるため，最終的には第一世代セファロスポリン系抗菌薬である CEZ への狭域化が推奨されます．今回の設問は内服への移行ですので，内服の第一世代セファロスポリン系抗菌薬である CEX への変更が検討されます．β ラクタム系抗菌薬以外では黄色ブドウ球菌に使用できる経口抗菌薬として CLDM や MINO，ST 合剤もありますが，本例では薬剤感受性結果から CLDM や MINO の使用が難しいため，ST 合剤のみ選択肢となります．これらの内服は特に β ラクタム系抗菌薬にアレルギーがある場合に推奨されます．

抗菌薬一口メモ

■ 注射剤から経口剤へのスイッチ療法（CEX）

第一世代経口セファロスポリン系抗菌薬である CEX は，腸管からの吸収率が 90% と安定しており，同世代の注射剤である CEZ との抗菌スペクトラムが同等であることから，注射用抗菌薬から経口抗菌薬への切り替え（スイッチ療法）に用いることが可能です．投与量に関しても，添付文書において「重症の場合や分離菌の感受性が比較的低い症例には 1 回 500 mg を 6 時間ごとに経口投与する」とされており，1 日 2 g（適宜増減により最大 1 日 4 g）の投与量が保険適用となることから，CEZ に近い用量での治療を行うことができます．

まとめ

MSSA 感染症に対する経口薬としては β ラクタム系抗菌薬が第一選択．ただし，アレルギーなどで使用できない場合は，感性であれば CLDM，ST 合剤，MINO も選択肢となる

症例 2

- **患者**：55歳，女性
  既往歴：小児期にリウマチ熱．
  現病歴：5日前より発熱が出現．発熱の持続と全身倦怠感が増悪し当院を受診．心臓超音波検査にて僧帽弁に疣贅を認めた．体内に人工物なし．頭蓋内を含め全身に膿瘍などの遠隔病変は認めない．CTRX（セフトリアキソン）投与により全身状態は改善傾向である．入院時に採取した血液培養3セットはすべて陽性であった．
- **診断**：感染性心内膜炎

血液培養結果

塗抹結果		
	グラム	
	陽性	陰性
球菌	ブドウ状	−
桿菌	−	−
培養結果		
Staphylococcus aureus（MSSA）		

薬剤感受性結果

薬剤名	MIC	CLSI
PCG（ベンジルペニシリン/ペニシリンGカリウム）	1	R
MPIPC（オキサシリン）	≦0.25	S
CEZ（セファゾリン/セファメジン）	≦1	S
CFX（セフォキシチン）	≦2	S
EM（エリスロマイシン/エリスロシン）	>8	R
CLDM（クリンダマイシン/ダラシン）	>4	R
MINO（ミノサイクリン/ミノマイシン）	8	I
CPFX（シプロフロキサシン/シプロキサン）	8	R
VCM（バンコマイシン）	≦0.5	S
ST（スルファメトキサゾール・トリメトプリム/バクタ）	0.5	S

問題

CTRX投与により臨床経過が改善し，薬剤感受性結果よりほかの点滴薬への狭域化を検討する場合，どのような薬剤に変更したらよいか？

選択肢：
① PCG（ベンジルペニシリン）　　② CEZ（セファゾリン）
③ CTRX継続　　　　　　　　　　④ VCM（バンコマイシン）
⑤ ST（スルファメトキサゾール・トリメトプリム）合剤

解説は次ページ☞

II 実践編

MSSA(2)

症例 2

正解 ② CEZ

解説 自己弁に生じた感染性心内膜炎の症例です．今回は血液培養にてMSSAが検出され，起炎菌として標的治療へ移行することが妥当です．

人工弁に生じた感染性心内膜炎の場合，βラクタム系抗菌薬との相乗効果を狙い，GM（ゲンタマイシン）の併用を行うこともあります．しかし，自己弁の場合は基本的に，感受性のあるβラクタム系抗菌薬を使用して標的治療を行います．

今回の症例ではPCGは耐性であるため，CEZが第一選択となります．VCMは薬剤感受性結果からは効果が期待できますが，MSSAによる菌血症や感染性心内膜炎に対する治療においては，VCMはβラクタム系抗菌薬と比較すると治療失敗を認めることもあり[1,2]，主にMRSAで使用されるべきです．したがって，今回の症例では不適と考えられます．しかしながら，βラクタム系抗菌薬にアレルギーがある場合は，使用を検討することができます．ST合剤は点滴も存在しますが，ST合剤による感染性心内膜炎治療に関してはエビデンスが乏しく，またβラクタム系抗菌薬に比して骨髄抑制や皮疹などの副作用が目立つこともあり，標的治療としてはスペクトラムがより狭いβラクタム系抗菌薬を使用することが推奨されます．

感染性心内膜炎では，治療効果判定として血液培養の陰性化を確認することが非常に重要です．特に黄色ブドウ球菌は遠隔病変を作りやすく，適切な抗菌薬を使用しているにもかかわらず血液培養が陰性化しない場合は，頭部MRIや全身CTによる感染性動脈瘤や膿瘍などの検索も必要です．

文献
1) McConeghy KW, et al: The empirical combination of vancomycin and a β-lactam for Staphylococcal bacteremia. Clin Infect Dis 57: 1760-1765, 2013
2) Lodise TP Jr, et al: Impact of empirical-therapy selection on outcomes of intravenous drug users with infective endocarditis caused by methicillin-susceptible Staphylococcus aureus. Antimicrob Agents Chemother 51: 3731-3733, 2007

抗菌薬一口メモ

■ **βラクタム系抗菌薬の薬物動態/薬力学（PK/PD）**

βラクタム系抗菌薬の抗菌作用は，投与した抗菌薬の感染部位での濃度が標的とする微生物のMIC値を超えている時間（time above MIC）に依存します．PK/PD理論では，抗菌薬投与後の血中濃度推移において，MIC以上の濃度が維持される時間（time）と投与間隔の比率（%）で算出されます．殺菌作用を示すためのPK/PD目標値は，ペニシリン系抗菌薬では50%以上，セファロスポリン系抗菌薬では60%以上，カルバペネム系抗菌薬では40%以上とされています．そのため同じ1日投与量であれば，1回量の増量よりも投与回数を増やすほうが効果的です．

まとめ

MSSAによる感染性心内膜炎ではβラクタム系抗菌薬を中心に治療を行う．また，感染性心内膜炎は遠隔病変を生じやすいことにも注意

症例 3

★★★

- **患者**：75歳，男性
  既往歴：僧帽弁逸脱症．
  現病歴：7日前より発熱が出現．経過観察を行っていたが徐々に呼吸苦が出現し当院を受診した．心臓超音波検査にて僧帽弁に疣贅を認め，頭部MRIでは微小膿瘍を認めた．体内に人工物はない．CTRX（セフトリアキソン）投与にて全身状態は改善傾向である．入院時に採取した血液培養3セットはすべて陽性であった．
- **診断**：感染性心内膜炎，微小脳膿瘍

■ 血液培養結果

塗抹結果		
	グラム	
	陽性	陰性
球菌	ブドウ状	－
桿菌	－	－
培養結果		
Staphylococcus aureus（MSSA）		

■ 薬剤感受性結果

薬剤名	MIC	CLSI
PCG（ベンジルペニシリン/ペニシリンGカリウム）	≦0.12	S
MPIPC（オキサシリン）	≦0.25	S
CEZ（セファゾリン/セファメジン）	≦1	S
CFX（セフォキシチン）	≦2	S
EM（エリスロマイシン/エリスロシン）	>8	R
CLDM（クリンダマイシン/ダラシン）	>4	R
MINO（ミノサイクリン/ミノマイシン）	8	I
CPFX（シプロフロキサシン/シプロキサン）	8	R
VCM（バンコマイシン）	≦0.5	S
ST（スルファメトキサゾール・トリメトプリム/バクタ）	0.5	S

■ βラクタマーゼ産生確認試験
（ペニシリンディスクゾーンエッジテスト）

陰性

問題

CTRX投与により臨床経過が改善したため，ほかの点滴薬への狭域化を検討する場合，どのような薬剤に変更したらよいか？

選択肢：
① PCG（ベンジルペニシリン） ② CEZ（セファゾリン）
③ CTRX継続 ④ VCM（バンコマイシン）
⑤ ST（スルファメトキサゾール・トリメトプリム）合剤

解説は次ページ☞

MSSA (3)

症例 3

正解 ① PCG

解説 自己弁に生じた感染性心内膜炎に微小脳膿瘍を合併した症例です．

MSSA の重症感染症の場合，可能な限り β ラクタム系抗菌薬への狭域化が推奨されます．そこで本例で検出されている MSSA の感受性を確認すると，PCG と CEZ の使用が可能です．しかし，**CEZ は血液脳関門の透過性が悪く**，今回のように頭蓋内に遠隔病変がある場合には不適と考えられます．

メチシリン感性の *Staphylococcus* 属では，MIC が感性領域にあってもペニシリナーゼを産生する場合があります．そのため，**メチシリン感性 *Staphylococcus* 属では「β ラクタマーゼ産生確認試験（ニトロセフィン法，ペニシリンディスクゾーンエッジテストなど）」**（⇒ p. 138）**を行い**，真のペニシリン感性株かを確認します．自施設で β ラクタマーゼ産生確認試験が施行されているかについても確認が必要です．

本例では，ペニシリンディスクゾーンエッジテスト陰性が確認できており，治療として PCG や ABPC（アンピシリン）を使用することができるため，① PCG が正解となります．

なお，β ラクタマーゼ産生確認試験の結果が不明の場合は CTRX の継続も選択肢となります．

抗菌薬一口メモ

■ **抗菌薬の移行性が悪い臓器と組織**

抗菌薬の臓器・組織への移行性は，薬剤の分子量や物性（水溶性・脂溶性），また薬剤を臓器や組織に取り込む特異的トランスポーターの存在によって異なります．一般に抗菌薬の移行が悪い臓器や組織としては，中枢神経系（血液脳関門），眼内（血液網膜関門），前立腺，胎児（血液胎盤関門）などが知られています．これらの部位での感染症では，抗菌薬の選択，用法・用量，投与期間などに注意が必要です〔【症例 25】解説（⇒ p. 60）参照〕．

まとめ

メチシリン感性 *Staphylococcus* 属では β ラクタマーゼ産生確認試験が行われているかを確認したうえで，PCG や ABPC の使用を考慮

症例 4

★★★

☑ ☐

- **患者**：75歳，男性
  既往歴：僧帽弁逸脱症.
  現病歴：7日前より発熱が出現. 経過観察を行っていたが徐々に呼吸苦が出現し当院を受診した. 心臓超音波検査にて僧帽弁に疣贅を認め，頭部MRIでは微小膿瘍を認めた. 体内に人工物はない. CTRX（セフトリアキソン）投与にて全身状態は改善傾向である. 入院時に採取した血液培養3セットはすべて陽性であった.
- **診断**：感染性心内膜炎，微小脳膿瘍

血液培養結果

塗抹結果		
	グラム	
	陽性	陰性
球菌	ブドウ状	－
桿菌	－	－
培養結果		
Staphylococcus aureus（MSSA）		

薬剤感受性結果

薬剤名	MIC	CLSI
PCG（ベンジルペニシリン/ペニシリンGカリウム）	≦0.12	R
MPIPC（オキサシリン）	≦0.25	S
CEZ（セファゾリン/セファメジン）	≦1	S
CFX（セフォキシチン）	≦2	S
EM（エリスロマイシン/エリスロシン）	>8	R
CLDM（クリンダマイシン/ダラシン）	>4	R
MINO（ミノサイクリン/ミノマイシン）	8	I
CPFX（シプロフロキサシン/シプロキサン）	8	R
VCM（バンコマイシン）	≦0.5	S
ST（スルファメトキサゾール・トリメトプリム/バクタ）	0.5	S

βラクタマーゼ産生確認試験
（ペニシリンディスクゾーンエッジテスト）

陽性

問題

CTRX投与により臨床経過が改善したため，ほかの点滴薬への狭域化を検討する場合，どのような薬剤に変更したらよいか？

選択肢：
① PCG（ベンジルペニシリン）
② CEZ（セファゾリン）
③ CTRX継続
④ VCM（バンコマイシン）
⑤ ST（スルファメトキサゾール・トリメトプリム）合剤

解説は次ページ☞

Ⅱ　実践編　017

MSSA（4）

症例 4

正解 ③ CTRX 継続

解説 本例は【症例3】と同様，自己弁による感染性心内膜炎に頭蓋内微小脳膿瘍を合併した症例です．【症例3】と同様のMIC値となっていますが，ペニシリンディスクゾーンエッジテストが陽性となっています．そのため，PCGについてはMICが低く見かけ上は感性であっても，判定上は耐性と判定されることから臨床的に使用できません．また，【症例3】でも触れたとおり，第一世代セファロスポリン系であるCEZは血液脳関門の透過性が悪く，頭蓋内に膿瘍形成がある本例での使用は不適となります．このような症例では第三世代以上のセファロスポリン系を使用することが推奨されますが，重症例では第三世代セファロスポリン系にほかの頭蓋内への移行のよい抗菌薬を併用するか，第四世代セファロスポリン系を使用するのがよいでしょう．

したがって，本例では狭域化は不可であり，③CTRX継続が正解となります．

抗菌薬一口メモ

■ **細菌性髄膜炎とセファロスポリン系抗菌薬の投与量**

第三世代セファロスポリン系抗菌薬のCTX（セフォタキシム）やCTRXは，脳脊髄液移行性が比較的高く，肺炎球菌，髄膜炎菌，B群レンサ球菌への抗菌スペクトラムを有することから，細菌性髄膜炎の経験的治療の第一選択薬として推奨されています[1]．欧米の細菌性髄膜炎治療ガイドラインで推奨される成人の用法・用量は，CTXでは1回2gを4～6時間ごと，CTRXでは1回2gを12時間ごとと，通常の治療で用いられる投与量の倍量以上となっています．これは，セファロスポリン系抗菌薬が血液脳関門を透過することの難しさを表しています．

文献
1) van de Beek D, et al：Advances in treatment of bacterial meningitis. Lancet 380: 1693-1702, 2012

まとめ

第一・二世代セファロスポリン系は血液脳関門の透過性が悪いため，頭蓋内病変がある場合は第三世代以上のセファロスポリン系を使用

症例 5

- 患者：78歳，男性
  既往歴：高血圧．
  現病歴：数日前より発熱し，喀痰の増加を認めたため来院した．肺炎の診断にて喀痰培養を提出し，CTRX（セフトリアキソン）を投与開始した．治療開始後は解熱傾向である．
- 診断：肺炎

喀痰検査結果

Miller & Jones 分類：M2
Geckler 分類：3群

塗抹結果		
|| グラム	
|| 陽性	陰性
球菌	2+（ブドウ状）	2+
桿菌	−	1+

培養結果
口腔内常在菌 *Staphylococcus aureus*（MRSA）

薬剤感受性結果

薬剤名	MIC	CLSI
PCG（ベンジルペニシリン/ペニシリンGカリウム）	>16	R
MPIPC（オキサシリン）	8	R
CEZ（セファゾリン/セファメジン）	4	R
CFX（セフォキシチン）	16	R
EM（エリスロマイシン/エリスロシン）	>8	R
CLDM（クリンダマイシン/ダラシン）	>4	R
MINO（ミノサイクリン/ミノマイシン）	8	I
CPFX（シプロフロキサシン/シプロキサン）	>8	R
VCM（バンコマイシン）	≦0.5	S
ST（スルファメトキサゾール・トリメトプリム/バクタ）	0.5	S

問題

CTRX投与により臨床経過が改善したため，ほかの点滴薬への狭域化を検討する場合，どのような薬剤に変更したらよいか？

選択肢：
① PCG（ベンジルペニシリン）
② CEZ（セファゾリン）
③ CTRX継続
④ VCM（バンコマイシン）
⑤ ST（スルファメトキサゾール・トリメトプリム）合剤

解説は次ページ☞

Ⅱ 実践編

MRSA (1)

症例 5

正解 ③ CTRX 継続

解説 高齢者の CAP (市中肺炎：community-acquired pneumonia) の症例です．経験的治療として CTRX が投与されています．日本呼吸器学会『成人肺炎診療ガイドライン 2017』においても，CAP の経験的治療では，CTRX は第一選択薬の 1 つとなっており妥当であると考えられます．

さて，入院時の喀痰検査結果を見てみましょう．培養結果からは MRSA が検出されています．では，この MRSA を起炎菌として治療する必要があるのでしょうか？

ここで重要となるのが喀痰の品質です．**喀痰の品質評価には肉眼的に評価を行う「Miller & Jones 分類」と，顕微鏡的に評価を行う「Geckler 分類」があります**(表 1, 2)．今回提出されている喀痰は Miller & Jones 分類で M2，Geckler 分類で 3 群であり，起炎菌を検出するための喀痰としては不適です．また CTRX にて改善傾向であることを考慮すると，MRSA に関しては起炎菌とは考えにくく，咽頭などの上気道に定着した可能性が高いと考えられます．

したがって，本例では，抗 MRSA 薬の適応は乏しく VCM は不要となります．また，肺炎の起炎菌も同定されておらず，現時点で PCG や CEZ への狭域化も困難かと思われます．ST 合剤を MRSA 感染症に使用することはありますが，肺炎の起炎菌として頻度の高い肺炎球菌やインフルエンザ桿菌のカバーが不十分と考えられます．よって，本例では ③ CTRX 継続を正解としました．

表 1　Miller & Jones 分類（喀痰の肉眼的品質評価）

M1	唾液，完全な粘性痰
M2	粘性痰の中に膿性痰が少量含まれる
P1	膿性痰で膿性部が 1/3 以下
P2	膿性痰で膿性部が 1/3～2/3
P3	膿性痰で膿性部が 2/3 以上

M1 は特例を除き，呼吸器感染病巣由来とは評価しがたいので再提出を依頼することもある．

表 2　Geckler 分類（喀痰の顕微鏡的品質評価）

群	細胞数* 扁平上皮細胞	細胞数* 白血球
1	>25	<10
2	>25	10～25
3	>25	>25
4	10～25	>25
5	<10	>25
6**	<25	<25

* 1 視野あたり．100 倍で観察
** 6 群は TTA（経気管吸引法），顆粒球減少症の場合に適用

抗菌薬一口メモ

■ **CTRX のピットフォール**

CTX (セフォタキシム) と CTRX の主要な排泄経路は，CTX は腎排泄，CTRX は肝代謝・胆汁排泄です．CTRX は腎機能による投与量調節が不要であることから，腎機能障害を有する患者にも使いやすい抗菌薬です．しかし，胆汁排泄される CTRX とカルシウムとの複合体の形成により，胆泥や胆石が生じることがあります．CTRX 投与中は，胆泥に伴う胆嚢炎，胆管炎，膵炎などの合併症に注意が必要です．

喀痰検査の結果を見るときは，まず喀痰の品質から評価

症例 6

- **患者**：78歳，男性
  既往歴：高血圧，COPD．3か月前に肺炎にて入院歴あり．
  現病歴：数日前より発熱し，喀痰の増加を認めたため来院した．肺炎の診断にて喀痰培養を提出し，CTRX（セフトリアキソン）を投与開始した．治療開始後3日を経過しても発熱が持続し，改善を認めない．
- **診断**：肺炎

喀痰検査結果

Miller & Jones 分類：P3
Geckler 分類：5群

塗抹結果		
	グラム	
	陽性	陰性
球菌	3+（ブドウ状）	−
桿菌	−	−
細菌貪食像を認める		
培養結果		
Staphylococcus aureus（MRSA）		

薬剤感受性結果

薬剤名	MIC	CLSI
PCG（ベンジルペニシリン/ペニシリンGカリウム）	>16	R
MPIPC（オキサシリン）	8	R
CEZ（セファゾリン/セファメジン）	4	R
CFX（セフォキシチン）	16	R
EM（エリスロマイシン/エリスロシン）	>8	R
CLDM（クリンダマイシン/ダラシン）	>4	R
MINO（ミノサイクリン/ミノマイシン）	8	I
CPFX（シプロフロキサシン/シプロキサン）	>8	R
VCM（バンコマイシン）	≦0.5	S
ST（スルファメトキサゾール・トリメトプリム/バクタ）	0.5	S

問題

CTRX投与により臨床経過が改善しない場合，どのような薬剤に変更したらよいか？

選択肢：
① PCG（ベンジルペニシリン）　　② CEZ（セファゾリン）
③ CTRX継続　　④ VCM（バンコマイシン）
⑤ ST（スルファメトキサゾール・トリメトプリム）合剤

解説は次ページ☞

MRSA(2)

症例 6

正解 ④ VCM

解説 基礎疾患として COPD をもつ高齢者肺炎の症例です．COPD や気管支拡張症を基礎疾患にもつ場合，下気道内に MRSA や緑膿菌などが定着していることがあります．そのような患者が肺炎に罹患した際は治療対象菌についても注意が必要です．

さて，本例の**喀痰検査は良質な喀痰**で，グラム染色ではブドウ状のグラム陽性球菌が認められ，さらに**貪食像**もみられています．これらの所見から培養結果の MRSA が起炎菌であることが強く疑われます．さらに CTRX にて臨床経過が安定していないことからもその可能性は高いです．したがって，正解は ④ VCM となります．

日本呼吸器学会『成人肺炎診療ガイドライン 2017』では，HCAP（**医療ケア関連肺炎**：healthcare-associated pneumonia）において「耐性菌リスク因子」の評価が推奨されており（表），これらの項目評価も抗菌薬選択の参考となるでしょう．

なお，COPD 増悪の起炎菌として頻度の高いインフルエンザ桿菌などの混合感染も否定できない場合には，CTRX と VCM の併用を行い，改善することを確認したあとに CTRX の中止を考慮するのもよいでしょう．ST 合剤については，各ガイドラインにおいて推奨がありませんので，使用されることはまれです．

表　耐性菌のリスク因子

1	過去 90 日以内の経静脈的抗菌薬の使用歴
2	過去 90 日以内に 2 日以上の入院歴
3	免疫抑制状態
4	活動性の低下：PS≧3，バーセル指数*＜50，歩行不能，経管栄養または中心静脈栄養法

2 項目以上で耐性菌の高リスク群．
*：バーセル指数：1. 食事，2. 移動，3. 整容，4. トイレ動作，5. 入浴，6. 歩行，7. 階段昇降，8. 着替え，9. 排便，10. 排尿について各々 0〜15 点で評価し，0〜100 点でスコアリングする．
〔日本呼吸器学会成人肺炎診療ガイドライン 2017 作成委員会（編）．成人肺炎診療ガイドライン 2017．p41，日本呼吸器学会，2017 より〕

抗菌薬一口メモ

■ **VCM の治療薬物モニタリング（TDM）①：検体採取のポイント**

VCM の薬物血中濃度測定時の採血は，定常状態（投与量と排泄量が等しくなり，血中濃度の推移が一定となった状態）で行います．しかし，定常状態への到達を正確に見極めることは困難であることから，抗菌薬 TDM ガイドライン 2016（日本化学療法学会/日本 TDM 学会）では，「腎機能正常で 1 日 2 回投与の場合，定常状態に達していると考えられる 4〜5 回投与直前（3 日目）に初回の TDM を行う」ことが推奨されています．

まとめ

良質な喀痰にて貪食像がみられた場合は起炎菌の可能性が高い

症例 7

★★☆

- **患者**：78歳，男性
  既往歴：高血圧，COPD，糖尿病．
  現病歴：数日前より発熱し，喀痰の増加を認めたため来院した．胸部CTでは肺野に膿瘍性病変を認める．肺化膿症の診断にて喀痰培養を提出し，CTRX（セフトリアキソン）を投与開始した．治療開始後3日が経過しても発熱が持続し，改善を認めない．
- **診断**：肺化膿症

喀痰検査結果

Miller & Jones 分類：P3
Geckler 分類：5群

塗抹結果		
	グラム	
	陽性	陰性
球菌	3+（ブドウ状）	−
桿菌	−	−
細菌貪食像を認める		
培養結果		
Staphylococcus aureus（MRSA）		

薬剤感受性結果

薬剤名	MIC	CLSI
PCG（ベンジルペニシリン/ペニシリンGカリウム）	>16	R
MPIPC（オキサシリン）	8	R
CEZ（セファゾリン/セファメジン）	4	R
CFX（セフォキシチン）	16	R
EM（エリスロマイシン/エリスロシン）	>8	R
CLDM（クリンダマイシン/ダラシン）	>4	R
MINO（ミノサイクリン/ミノマイシン）	8	I
CPFX（シプロフロキサシン/シプロキサン）	>8	R
VCM（バンコマイシン）	≦0.5	S
LZD（リネゾリド/ザイボックス）	1	S
DAP（ダプトマイシン/キュビシン）	≦1	S
ST（スルファメトキサゾール・トリメトプリム/バクタ）	0.5	S

問題

CTRX投与により臨床経過が改善しないため，ほかの点滴薬への変更を検討する場合，どのような薬剤に変更したらよいか？（複数回答可）

選択肢：
① CTRX継続
② VCM（バンコマイシン）
③ LZD（リネゾリド）
④ DAP（ダプトマイシン）
⑤ ST（スルファメトキサゾール・トリメトプリム）合剤

解説は次ページ☞

II 実践編

症例 7

正解 ② VCM または ③ LZD

解説 COPD，糖尿病を基礎疾患にもつ高齢者の肺化膿症の症例です．**肺化膿症は糖尿病のほか，誤嚥や歯周病，免疫抑制薬やステロイドの使用などもリスク**となります．

肺化膿症は口腔内の嫌気性菌が原因となることが最も多く，さらに *Streptococcus pyogenes* などのレンサ球菌，*Klebsiella pneumoniae* などのグラム陰性桿菌の頻度も高いとされています．また，*Staphylococcus aureus* も重要な起炎菌の1つです．

本例も【症例6】と同様に良質な喀痰で，グラム陽性球菌が検出され，貪食像が認められることからも，培養結果より検出された MRSA が起炎菌と考えられます．したがって，② VCM への変更〔または併用（【症例6】参照）〕が正解と考えられます．COPD や糖尿病を基礎疾患に有することからも，このグラム染色像を確認した時点で CTRX に VCM を併用することも考慮されます．

MRSA 肺炎を想定した場合の抗 MRSA 薬の選択は，基本的には VCM を使用して問題ありませんが，肺への移行性がよい LZD も考慮されます[1]．特に本例のように MRSA による肺化膿症の症例では，組織移行性のよい LZD を初期治療として選択することもあります．

なお，DAP は肺では肺胞サーファクタントにより不活化されるため，肺炎に対しては使用できないことに注意が必要です．

文献
1) MRSA 感染症の治療ガイドライン作成委員会（編）：MRSA 感染の治療ガイドライン―改訂版―2017. 日本化学療法学会・日本感染症学会, 2017

抗菌薬一口メモ

■ VCM の治療薬物モニタリング（TDM）②：目標血中濃度の設定

抗菌薬 TDM ガイドライン 2016（日本化学療法学会/日本 TDM 学会）では，菌血症，心内膜炎，骨髄炎，髄膜炎，肺炎（院内肺炎，医療・介護関連肺炎），重症皮膚軟部組織感染などの複雑性感染症において，良好な臨床効果を得るためのトラフ値として 15〜20 μg/mL を目標とすることが推奨されています．しかし，初期投与設計（TDM 実施前に行う用法・用量の設定）においては，15〜20 μg/mL を達成するためのいかなる投与設計も，安全に関する検証はされていないため推奨されていません．そのため，初回 TDM でトラフ値 15〜20 μg/mL の達成が必要と判断される際には，VCM 以外の抗 MRSA 薬の選択を考慮するとされています．

MRSA による肺化膿症に対しては，VCM のほか，組織移行性のよい LZD の使用も考慮

症例 8

 ★★☆

- 患者：30歳，男性
  既往歴：特記すべき事項なし．
  現病歴：5日前より咳嗽と発熱が出現．経過観察を行っていたが，徐々に胸痛を認め来院した．胸部CTでは肺野に空洞を伴う浸潤影を認めた．喀痰培養を提出し，CTRX（セフトリアキソン）を投与開始した．治療開始後3日が経過しても発熱が持続し，改善を認めない．
- 診断：肺化膿症

喀痰検査結果

Miller & Jones 分類：P3
Geckler 分類：5群

塗抹結果		
	グラム	
	陽性	陰性
球菌	3+ （ブドウ状）	−
桿菌	−	−
細菌貪食像を認める		
培養結果		
Staphylococcus aureus（MRSA）		

薬剤感受性結果

薬剤名	MIC	CLSI
PCG（ベンジルペニシリン/ペニシリンGカリウム）	>16	R
MPIPC（オキサシリン）	8	R
CEZ（セファゾリン/セファメジン）	4	R
CFX（セフォキシチン）	16	R
EM（エリスロマイシン/エリスロシン）	≦0.5	S
CLDM（クリンダマイシン/ダラシン）	≦0.25	S
MINO（ミノサイクリン/ミノマイシン）	≦0.5	S
CPFX（シプロフロキサシン/シプロキサン）	≦0.25	S
VCM（バンコマイシン）	≦0.5	S
LZD（リネゾリド/ザイボックス）	1	S
DAP（ダプトマイシン/キュビシン）	≦1	S
ST（スルファメトキサゾール・トリメトプリム/バクタ）	0.5	S

問題

CTRX投与により臨床経過が改善しないため，ほかの点滴薬への変更を検討する場合，どのような薬剤に変更したらよいか？（複数回答可）

選択肢：
① CTRX継続
② VCM（バンコマイシン）
③ LZD（リネゾリド）
④ DAP（ダプトマイシン）
⑤ CLDM（クリンダマイシン）

解説は次ページ☞

Ⅱ 実践編

MRSA(4)

症例 8

正解 ② VCM, ③ LZD, ⑤ CLDM のいずれか

解説 健常な若年者における肺化膿症の症例です．喀痰検査結果を見てみると，良質な喀痰で，グラム陽性球菌の貪食像が認められ，MRSAと同定されています．【症例7】と同様，本例もMRSAが起炎菌である可能性が高いと推察されます．

このMRSAの薬剤感受性結果を見てみましょう．βラクタム系抗菌薬以外は感受性があることがわかります．このような特徴的な感受性のMRSAは，医療施設への入院歴がなく，手術・カテーテル留置などの明らかな感染リスクのない患者にみられることが多いため，CA-MRSA（市中感染型MRSA：community-acquired MRSA）と呼ばれています．**CA-MRSAはHA-MRSA（院内感染型MRSA：hospital associated MRSA）とは異なり，PVL（Panton-Valentine-leukocidin）という組織壊死を引き起こす毒素を産生することがある**といわれています．主に皮膚・軟部組織感染を引き起こしますが，**壊死性肺炎，骨・関節感染の原因ともなります**．

本例では，上記よりCA-MRSAによる肺化膿症の可能性が高いと考えられます．その際は抗MRSA薬であるVCMのほか，CLDMも選択肢となります．さらに組織移行性のよいLZDも使用可能でしょう．MINO，ST合剤も使用できる可能性はありますが，各ガイドラインでも推奨がなく，VCMやCLDMの使用が優先されます．薬剤感受性結果からはCPFXも使用可能と考えられますが，*Staphylococcus*属では**キノロン系抗菌薬の使用によって耐性化が起こりやすくなる**とされており，ほかの抗菌薬の選択が適切と考えられます．

抗菌薬一口メモ

■ **VCMの点滴時間**
VCMの点滴時間が短い場合には，投与直後に首や顔が赤くなるレッドマン症候群が発現するリスクが増加します．これはヒスタミン遊離により生じるアレルギー反応で，レッドマン症候群を予防するためには，1時間以上かけて点滴することが重要です．また1回1gを超える用量を点滴する場合には，0.5gあたり30分以上の点滴時間延長（1.5gであれば90分以上かけて点滴）が推奨されます．

まとめ

CA-MRSAの治療にはVCMのほか，CLDMが使用可能

症例 9

★★★

☑ ☐

- **患者**：78歳，男性
  既往歴：高血圧，COPD，糖尿病．
  現病歴：数日前より発熱が出現．喀痰の増加を認めたため来院した．胸部CTでは肺野に膿瘍性病変を認める．肺化膿症の診断にて喀痰培養を提出し，CTRX（セフトリアキソン）の投与を開始した．治療開始後3日が経過しても発熱が持続し，改善を認めない．
- **診断**：肺化膿症

■ 喀痰検査結果

Miller & Jones 分類：P3
Geckler 分類：5群

塗抹結果		
	グラム	
	陽性	陰性
球菌	3+（ブドウ状）	−
桿菌	−	−
細菌貪食像を認める		
培養結果		
Staphylococcus aureus（MRSA）		

■ 薬剤感受性結果

薬剤名	MIC	CLSI
PCG（ベンジルペニシリン/ペニシリンGカリウム）	>16	R
MPIPC（オキサシリン）	8	R
CEZ（セファゾリン/セファメジン）	4	R
CFX（セフォキシチン）	16	R
EM（エリスロマイシン/エリスロシン）	>8	R
CLDM（クリンダマイシン/ダラシン）	0.25	S
MINO（ミノサイクリン/ミノマイシン）	8	R
CPFX（シプロフロキサシン/シプロキサン）	0.25	S
VCM（バンコマイシン）	≦0.5	S
LZD（リネゾリド/ザイボックス）	1	S
DAP（ダプトマイシン/キュビシン）	≦1	S
ST（スルファメトキサゾール・トリメトプリム/バクタ）	0.5	S

問題

CTRX投与により臨床経過が改善しないため，ほかの点滴薬への変更を検討する場合，どのような薬剤に変更したらよいか？（複数回答可）

選択肢：
① CTRX 継続
② CLDM（クリンダマイシン）
③ VCM（バンコマイシン）
④ CPFX（シプロフロキサシン）
⑤ LZD（リネゾリド）

解説は次ページ☞

Ⅱ 実践編

MRSA(5)

症例 9

正解 ③ VCM または ⑤ LZD

解説 本例も【症例7】と同様に，COPD，糖尿病を基礎疾患にもつ高齢者の肺化膿症の症例となります．

良好な品質の喀痰からグラム陽性球菌が認められ，貪食像もあることから，培養で同定されたMRSAが起炎菌と考えられます．

薬剤感受性結果を見てみると，本例でもVCMが使用できそうです．ここで注目したいのはEMとCLDMの感受性です．EMは耐性で，CLDMは感性と報告されていますが，実はこの結果には確認しなければならないことがあります．それは **CLDM誘導耐性確認のためのD-zone test です**（⇒ p. 138）．

黄色ブドウ球菌でEMには中間（I）または耐性（R）で，CLDM感性（S）の結果が得られた場合，CLDMの結果は偽感性の株を含むため，その検出にD-zone testを施行します．D-zone testの結果でCLDMが感性と判断された場合のみ治療に使用できるため，検査が施行されているかを検査室に確認することが必要です．

本例では，D-zone testで偽感性が否定されていればVCMとLZDのほか，薬剤感受性結果どおりCLDMが使用できますが，結果が不明であることから答えは③VCM，⑤LZDとなります．

抗菌薬一口メモ

■ **LZDの特徴と注意点**

LZDのバイオアベイラビリティ（生体内利用率）は約100%であることから，注射剤から経口剤への投与経路変更に際しては同投与量での変更が可能です．また組織・臓器への移行性が優れており，特に，肺胞被覆液，炎症性水疱，筋肉，また骨，髄液への移行が良好であることが知られています．一方，血球減少（特に血小板減少症）などの重篤な副作用の発現頻度が高いことから，定期的な血液検査の実施による観察が必要です．近年，この血小板減少症と腎機能障害との関連性が指摘されており，TDMの適応が議論されています．

まとめ

EM耐性かつCLDM感性の場合は，D-zone testでCLDM誘導耐性を確認

症例 10

- **患者**：70歳，男性
  既往歴：高血圧，脂質異常症．
  現病歴：1週間前，胃腸炎のため入院し，点滴加療中．胃腸炎は軽快傾向であったが，入院後6日目に発熱を認めた．点滴の刺入部に発赤と疼痛が認められたため，カテーテルを抜去し交換を行った．経過観察を行っていたが，発熱の持続と呼吸苦が出現し，CTRX（セフトリアキソン）投与を開始した．心臓超音波検査にて三尖弁に疣贅を認めた．CTRX開始後3日経過したが，全身状態の改善は乏しい．体内に人工物はなく，頭蓋内を含め全身に膿瘍などの遠隔病変は認めない．発熱時に採取した血液培養2セットはすべて陽性であった．
- **診断**：感染性心内膜炎

血液培養結果

塗抹結果		
	グラム	
	陽性	陰性
球菌	ブドウ状	−
桿菌	−	−
培養結果		
Staphylococcus aureus（MRSA）		

薬剤感受性結果

薬剤名	MIC	CLSI
PCG（ベンジルペニシリン/ペニシリンGカリウム）	>16	R
MPIPC（オキサシリン）	8	R
CEZ（セファゾリン/セファメジン）	4	R
CFX（セフォキシチン）	16	R
EM（エリスロマイシン/エリスロシン）	>8	R
CLDM（クリンダマイシン/ダラシン）	>4	R
MINO（ミノサイクリン/ミノマイシン）	8	I
CPFX（シプロフロキサシン/シプロキサン）	>8	R
VCM（バンコマイシン）	≦0.5	S
LZD（リネゾリド/ザイボックス）	1	S
DAP（ダプトマイシン/キュビシン）	≦1	S
ST（スルファメトキサゾール・トリメトプリム/バクタ）	0.5	S

問題

CTRX投与により臨床経過が安定せず，ほかの点滴薬に変更を検討する場合，どのような薬剤に変更したらよいか？（複数回答可）

選択肢：
① PCG（ベンジルペニシリン）　　② CTRX継続
③ VCM（バンコマイシン）　　　　④ DAP（ダプトマイシン）
⑤ ST（スルファメトキサゾール・トリメトプリム）合剤

解説は次ページ☞

MRSA(6)

症例 10

正解 ③ VCM または ④ DAP

解説 自己弁における右心系感染性心内膜炎の症例です．本例では入院後発熱が出現し，点滴刺入部に発赤と疼痛を認めていたことから，カテーテル血流感染症に感染性心内膜炎を合併したと考えられます．遠隔病変は認めず，組織移行性や血液脳関門透過性などは現時点では抗菌薬選択のうえで優先すべき事項ではなさそうです．

血液培養からはMRSAが検出され，起炎菌と考えられます．**MRSAによる自己弁の感染性心内膜炎では，第一選択としてVCMとDAPが推奨**されています[1]．

DAPは強い殺菌効果をもつ抗MRSA薬であり，感染性心内膜炎では通常6 mg/kgを1日1回投与しますが，8〜10 mg/kgの高用量の使用で高い有効性を示した報告もあります（保険適用外）．また，**DAPはバイオフィルムへの浸透がよいとされており，MRSAによる感染性心内膜炎や医療デバイス感染では使用が考慮**されます．

本例では，抗MRSA薬への変更が必要であり，上記より答えは③VCMまたは④DAPとなります．

抗MRSA薬にはLZDも存在しますが，**LZDは組織移行性や肺病変への移行性がよいことから，それらを合併している際には選択肢**となります．

文献
1) 日本循環器学会，他（編）：感染性心内膜炎の予防と治療に関するガイドライン（2017年改訂版），2018

抗菌薬一口メモ

■ **DAPの特徴と注意点**

DAPは殺菌性の高い抗菌薬ですが，組織・臓器移行性は乏しいという特徴があります．そのため，適応症は敗血症，感染性心内膜炎，深在性皮膚感染症，外傷・熱傷および手術創などの二次感染，びらん・潰瘍の二次感染と，血液や滲出液の移行範囲に限られます．特にDAPは，肺サーファクタントと結合して不活性化されることから，肺炎には使用できません．

まとめ

MRSAによる自己弁の感染性心内膜炎では，VCMとともにDAPが第一選択

症例 11

- 患者：35歳，女性
  既往歴：アトピー性皮膚炎．
  現病歴：7日前より，アトピー性皮膚炎による瘙痒で搔破した部位に発赤，腫脹，疼痛を認めた．発熱が出現し，疼痛が改善しないため当院受診となった．搔破部位は皮下に膿瘍形成を認め，血液培養と膿の培養を提出のうえ，切開排膿を施行し，CTRX（セフトリアキソン）を投与開始した．入院後，全身状態は改善傾向である．血液培養では創部培養と同一菌が陽性となった．
- 診断：皮下膿瘍，菌血症

皮下膿検査結果

塗抹結果		
	グラム	
	陽性	陰性
球菌	3+（ブドウ状）	−
桿菌	−	−
WBC：3+		
培養結果		
Staphylococcus lugdunensis		

薬剤感受性結果（血液・膿）

薬剤名	MIC	CLSI
PCG（ベンジルペニシリン/ペニシリンGカリウム）	2	R
MPIPC（オキサシリン）	0.5	S
CEZ（セファゾリン/セファメジン）	≦1	S
EM（エリスロマイシン/エリスロシン）	<0.5	S
CLDM（クリンダマイシン/ダラシン）	<0.25	S
MINO（ミノサイクリン/ミノマイシン）	≦0.5	S
VCM（バンコマイシン）	1	S
ST（スルファメトキサゾール・トリメトプリム/バクタ）	≦0.5	S

問題

CTRX投与により臨床経過が改善したため，ほかの点滴薬への狭域化を検討する場合，どのような薬剤に変更したらよいか？

選択肢：
① PCG（ベンジルペニシリン）　② CEZ（セファゾリン）
③ CTRX継続　④ VCM（バンコマイシン）
⑤ ST（スルファメトキサゾール・トリメトプリム）合剤

解説は次ページ☞

II　実践編　031

S. lugdunensis

症例 11

正解 ② CEZ

解説 健常者における皮膚軟部組織感染症の症例です．本例では，膿瘍形成を認めていたため切開排膿が施行されていますが，血液培養が陽性となっており，全身抗菌薬投与は必須と考えられます．

膿瘍から採取した膿検体でグラム陽性球菌（ブドウ状）を多数認め，白血球も多くみられることから，培養結果にて確認された S. lugdunensis が起炎菌であることが推測されます．

S. lugdunensis は皮膚の常在菌の1つで，CNS（コアグラーゼ陰性ブドウ球菌：coagulase negative Staphylococcus）に分類されます．通常，CNS は重症な経過を呈することは少ないですが，S. lugdunensis は接着因子を有し，delta-toxin-like hemolytic peptide など種々の毒素を分泌することから，**黄色ブドウ球菌と同様に感染性心内膜炎や人工物感染などの重症感染症を引き起こします．したがって，菌血症を呈した症例では，黄色ブドウ球菌に準じた感染性心内膜炎の除外や血液培養の陰性化確認，14日以上の抗菌薬投与といったマネジメントが望まれます．**

薬剤感受性結果を確認すると，PCG は耐性ですが，CEZ は感性となっており使用可能と考えられます．したがって，正解は ② CEZ となります．

膿瘍病変において，内服への移行を検討する際は，CEX（セファレキシン）のほか，組織移行性のよい CLDM や MINO，ST 合剤も選択肢になるでしょう．

抗菌薬一口メモ

■ 腎不全時の抗菌薬投与量の注意点

腎排泄型の抗菌薬は，そのクリアランスは腎機能に依存することから，推定クレアチニンクリアランス（eCLcr）や推算糸球体濾過量（eGFR）などを参考に投与量調節を行います．その際，腎不全時の投与量調節は，安定した腎不全（慢性腎不全などで一定のクリアランスが維持）と急性腎障害（AKI）を区別する必要があります．安定した腎不全であれば，通常，『サンフォード感染症治療ガイド』などを参考に eCLcr で分類された用法・用量を用いることが可能です．しかし AKI では，腎機能が急激に悪化していることから，従来の eCLcr や eGFR の計算式では，真のクリアランスを得ることはできません．この場合，病態とあわせた評価で用法・用量を決定する必要があります．

S. lugdunensis 菌血症では，黄色ブドウ球菌と同様のマネジメントを行う

症例 12

★☆☆

- **患者**：85歳，女性
  既往歴：高血圧．
  現病歴：2日前より全身倦怠感を認めていた．咽頭痛，咳嗽，鼻汁の出現と，39℃の発熱が出現したため来院した．食事摂取はほとんどできておらず，血液培養，尿検査，胸部X線検査，インフルエンザウイルス迅速検査を施行し，入院となった．インフルエンザウイルス迅速検査が陽性となり，オセルタミビルを投与開始した．治療開始後は解熱傾向であり，全身状態も改善してきている．入院後3日目に，入院時の血液培養が2セット中1本陽性となった．
- **診断**：インフルエンザ

血液培養結果

塗抹結果		
	グラム	
	陽性	陰性
球菌	ブドウ状	−
桿菌	−	−
培養結果		
Staphylococcus epidermidis（MRSE）		

薬剤感受性結果

薬剤名	MIC	CLSI
PCG（ベンジルペニシリン/ペニシリンGカリウム）	>16	R
MPIPC（オキサシリン）	4	R
CEZ（セファゾリン/セファメジン）	2	R
EM（エリスロマイシン/エリスロシン）	≦0.5	S
CLDM（クリンダマイシン/ダラシン）	≦0.25	S
MINO（ミノサイクリン/ミノマイシン）	≦0.5	S
CPFX（シプロフロキサシン/シプロキサン）	4	R
VCM（バンコマイシン）	≦0.5	S
ST（スルファメトキサゾール・トリメトプリム/バクタ）	0.5	S

問題

現在，オセルタミビル投与中であるが，併用が必要と考えられる抗菌薬は以下のどれか？

選択肢：
① CEZ（セファゾリン）
② CLDM（クリンダマイシン）
③ MINO（ミノサイクリン）
④ VCM（バンコマイシン）
⑤ 抗菌薬は投与せず経過観察

MRSE(1)

症例 12

正解 ⑤抗菌薬は投与せず経過観察

解説 高齢者のインフルエンザウイルス感染症での加療中，陽性になった血液培養についての問題です．今回の症例でfever work-up(⇒p.128)として施行された血液培養が3日目に陽性となっています．

まずはグラム染色について確認します．ブドウ状のグラム陽性球菌が確認されていますが，VCMの投与を考慮するべきでしょうか？　この時点ではオセルタミビルの投与で改善を認めており，慎重に経過観察を行ってもよいと判断できそうです．

その後，培養結果で*S. epidermidis*と同定されました．***S. epidermidis*は表皮ブドウ球菌と呼ばれ，ヒトの皮膚常在菌として一般的な細菌**です．同じ*Staphylococcus*属の黄色ブドウ球菌と比較すると***S. epidermidis*自体の病原性はあまり強くありません**が，カテーテル感染症，人工関節感染などの起炎菌となることがあります．

それでは，本例の*S. epidermidis*は治療の対象となるでしょうか？　本例では，**血液培養で陽性となったときにはすでに全身状態は改善傾向であることや，2セット中1本のみが陽性となっていることからもコンタミネーションの可能性**を考えます．さらに参考となるのは，血液培養が陽性になるまでの時間です．血液培養採取前の抗菌薬投与や採取血液量の影響もありますが，**コンタミネーションは真の菌血症と比較し，血液培養陽性が判明するまでにかかる時間がやや長く，3～5日目での陽性はコンタミネーションの可能性が示唆される**という報告があります[1]．本例も血液培養が陽性になるまでの期間が3日であり，コンタミネーションの可能性が考慮されます．したがって，答えは⑤抗菌薬は投与せず経過観察となります．

文献
1) Hall KK, et al: Updated review of blood culture contamination. Clin Microbiol Rev 19: 788-802, 2006

抗菌薬一口メモ

■ **ペニシリン系抗菌薬との交差アレルギー**
薬剤師への問い合わせに「ペニシリンアレルギーの既往があれば，セファロスポリン系抗菌薬を避けたほうがよいのか」との質問があります．セファロスポリン系では，ペニシリンのように抗原性代謝産物(major determinant, minor determinant)の産生がないことから，過敏反応の発現は少ないと考えられています．IgE抗体は時間とともに消失することから，アレルギー反応後10年以上の経過で8割の患者がペニシリンIgE抗体を失うと考えられています[1]．またペニシリン系からセファロスポリン系，セファロスポリン系から他のセファロスポリン系抗菌薬への交差アレルギーの頻度は，2～10%程度であるとされています．そのため，ペニシリンアレルギーの既往がIgEを介した即時型アレルギーでないと判断できれば，セファロスポリン系抗菌薬で重篤な副作用を引き起こす可能性は低いと考えられます．

文献
1) Blanca M, et al: Natural evolution of skin test sensitivity in patients allergic to beta-lactam antibiotics. J Allergy Clin Immunol 103: 918-924, 1999

まとめ
血液培養の陽性ボトル数や臨床経過，血液培養陽性時間などを参考にコンタミネーションの可能性について考慮

症例 13

★☆☆

- 患者：67歳，男性
  既往歴：大腸癌手術歴（65歳時）あり．
  現病歴：嘔吐と腹痛のため当院を受診．イレウスの診断にて入院となった．入院後，内頸静脈より中心静脈カテーテルを挿入し，絶食のうえ，中心静脈栄養を施行した．カテーテル挿入後10日目に発熱を認め，血液培養をカテーテルより1セット，末梢静脈より1セット採取し，CTRX（セフトリアキソン）の投与を開始した．カテーテル挿入部に発赤と疼痛を認める．翌日，血液培養2セットすべて陽性となった．
- 診断：カテーテル関連血流感染症

血液培養結果

塗抹結果		
	グラム	
	陽性	陰性
球菌	ブドウ状	−
桿菌	−	−
培養結果		
Staphylococcus epidermidis（MRSE）		

薬剤感受性結果

薬剤名	MIC	CLSI
PCG（ベンジルペニシリン/ペニシリンGカリウム）	>16	R
MPIPC（オキサシリン）	4	R
CEZ（セファゾリン/セファメジン）	2	R
EM（エリスロマイシン/エリスロシン）	≦0.5	S
CLDM（クリンダマイシン/ダラシン）	≦0.25	S
MINO（ミノサイクリン/ミノマイシン）	≦0.5	S
CPFX（シプロフロキサシン/シプロキサン）	4	R
VCM（バンコマイシン）	≦0.5	S
ST（スルファメトキサゾール・トリメトプリム/バクタ）	0.5	S

問題

CTRX投与にて改善を認めないため抗菌薬の変更を考慮する場合，適切なものはどれか？

選択肢：
① CLDM（クリンダマイシン）
② MINO（ミノサイクリン）
③ VCM（バンコマイシン）
④ MEPM（メロペネム）
⑤ ST（スルファメトキサゾール・トリメトプリム）合剤

解説は次ページ☞

II 実践編

症例 13

正解 ③ VCM

解説 CRBSI（カテーテル関連血流感染症）の症例です．CRBSI の代表的な原因微生物としては，*Staphylococcus aureus*（MRSA 含む）や，coagulase negative *Staphylococcus*（CNS）があり，*Candida* 属，グラム陰性桿菌（*Pseudomonas aeruginosa*，*Escherichia coli* など）も起炎菌となることがあります．

今回の症例においては，カテーテル挿入部に感染徴候を認めることや，カテーテル採血と末梢採血での血液培養にて同一の微生物が検出されていることから，CRBSI と診断されます．CRBSI では，原則としてカテーテル抜去が推奨されており，本例もまずはカテーテルの抜去を検討すべきです．ただし，CNS は病原性が低いため，カテーテルが抜去できない状況（小児や好中球減少患者など）では，カテーテルを温存したうえで全身抗菌薬投与＋抗菌薬ロック療法（抗菌薬一口メモ参照）を行うことで治療可能と，米国感染症学会（IDSA）のカテーテル関連感染症ガイドライン[1]にも記されています．

さて，本例の血液培養の塗抹結果を確認してみましょう．グラム染色ではブドウ状のグラム陽性球菌が確認されています．この時点で重症化しやすい *S. aureus* を標的に含め，経験的に VCM の投与を開始することも考慮されるでしょう．今回の培養結果では *S. epidermidis*（MRSE）が検出されており，薬剤感受性結果からは標的治療として IDSA のカテーテル関連感染症ガイドラインでも推奨されている VCM の選択が適当と考えられます．感性であっても，VCM よりスペクトラムが広く，臨床データに乏しい CLDM や MINO，ST 合剤を標的治療として臨床的に使用することはまれと考えられます．

文献
1) Mermel LA, et al: Clinical Practice Guidelines for the Diagnosis and Management of Intravascular Catheter-Related Infection: 2009 Update by the Infectious Diseases Society of America. Clin Infect Dis 49: 1-45, 2009

抗菌薬一口メモ

■ **CRBSI に対する抗菌薬ロック療法**

抗菌薬ロック療法では，標的とする細菌が示す MIC 値の 100～1,000 倍の濃度で抗菌薬を調製します．抗菌薬ロック療法でカテーテルラインに注入した薬液は，48 時間を超えずに交換することが推奨されます．そのため抗菌薬ロック療法で選択される抗菌薬は，① 室温で安定であること，② 溶解後 48 時間以内に結晶化しないこと，③ 光に安定であること（または遮光する）などの条件を満たす必要があります．

CRBSI ではカテーテルの抜去と全身抗菌薬投与が基本

症例 14

- 患者：25歳，女性
- 既往歴：特記すべき事項なし．
- 現病歴：昨日より下腹部違和感と排尿時痛，残尿感を自覚していた．本日，発熱と腰背部痛を認めたため当院を受診した．CVA 叩打痛を認め，尿混濁を呈している．腹部超音波検査では水腎症は認めない．尿培養採取のうえ，CTRX（セフトリアキソン）の投与を開始した．来院時に血液培養は施行されていない．
- 診断：急性腎盂腎炎

尿培養結果

塗抹結果		
	グラム	
	陽性	陰性
球菌	3+ （ブドウ状）	−
桿菌	−	−
WBC：3+		
培養結果		
Staphylococcus saprophyticus		

薬剤感受性結果

薬剤名	MIC	CLSI
PCG（ベンジルペニシリン/ペニシリンGカリウム）	2	R
MPIPC（オキサシリン）	1	R
CEZ（セファゾリン/セファメジン）	2	R
CLDM（クリンダマイシン/ダラシン）	≦0.25	S
MINO（ミノサイクリン/ミノマイシン）	≦0.5	S
CPFX（シプロフロキサシン/シプロキサン）	0.5	S
VCM（バンコマイシン）	1	S
ST（スルファメトキサゾール・トリメトプリム/バクタ）	≦0.5	S

問題

尿培養結果より，ほかの内服抗菌薬に変更を行う場合，どのような薬剤に変更したらよいか？

選択肢：
① CLDM（クリンダマイシン）
② MINO（ミノサイクリン）
③ LVFX（レボフロキサシン）
④ VCM（バンコマイシン）
⑤ ST（スルファメトキサゾール・トリメトプリム）合剤

S. saprophyticus

症例 14

正解 ⑤ ST合剤

解説 閉経前の若年女性における急性単純性腎盂腎炎の症例です．**閉経前の女性における単純性尿路感染症では，起炎菌としてグラム陰性桿菌が約80％を占めますが，グラム陽性球菌も約20％程度で認められ，なかでも *S. saprophyticus* が最も多いとされています．** *S. saprophyticus* は coagulase negative *Staphylococcus*（CNS）に分類され，皮膚常在菌の1つではありますが，尿路感染症の起炎菌となります．**尿培養にて *S. saprophyticus* が検出され，かつ臨床所見を伴う場合は，常在菌のコンタミネーションとは考えず，感受性検査まで行う必要があります．**本例では，所見や検査結果より急性腎盂腎炎が疑われます．また，尿検査結果より，起炎菌は前述の *S. saprophyticus* と考えられます．

それでは，薬剤感受性結果をみてみましょう．この *S. saprophyticus* は MPIPC，CFX に耐性であることから，すべてのβラクタム系抗菌薬での治療は不可と考えられます．さらに尿路感染症の治療では，ST合剤やキノロン系抗菌薬が選択候補となりますが，キノロン系抗菌薬の温存を考え正解は ⑤ ST合剤としました．

VCM は経口薬（VCM 散）もありますが，腸管からはほぼ吸収されず，腸管感染症以外には使用しません．

抗菌薬一口メモ

■ VCM は経口投与しても腸管から吸収されない？

VCM は分子量が約1,500と，他の経口抗菌薬〔LZD（リネゾリド）：約340，AMPC（アモキシシリン）：約370〕と比べて大きな分子構造を有しています．そのため，経口投与した VCM の腸管吸収はほとんどありません．また，腸管の炎症などでわずかに吸収される程度であれば，体内で VCM が高濃度となることはありません．しかし，重度の腎機能障害の患者では，腎排泄である VCM が体内に蓄積することで高い血中濃度を示したケースが報告されています．そのため，重度の腎機能障害患者に長期間の VCM 経口投与を行う際には，血中濃度を確認することがあります．

まとめ

S. saprophyticus は CNS の1つだが，尿路感染症の起炎菌となりうる

症例 15

- 患者：80歳，男性
  既往歴：高血圧，嚥下機能良好．
  現病歴：2日前より出現した発熱，咳嗽，喀痰が改善しないため，当院を受診した．聴診にて coarse crackles を認め，胸部X線検査にて肺炎像を認めた．血液培養，肺炎球菌尿中抗原検査，喀痰検査を提出し，肺炎球菌尿中抗原陽性であった．CTRX（セフトリアキソン）の投与を開始し，治療開始後に臨床症状は改善傾向である．
- 診断：細菌性肺炎

▌喀痰検査結果

Miller & Jones 分類：P2
Geckler 分類：4群

塗抹結果	グラム	
	陽性	陰性
球菌	3+（双球菌）	1+
桿菌	1+	−

グラム陽性球菌の細菌貪食像を認める

培養結果
口腔内常在菌 *Streptococcus pneumoniae*

▌薬剤感受性結果

薬剤名	MIC	CLSI
PCG（ベンジルペニシリン/ペニシリンGカリウム）	≦0.03	S
CTRX（セフトリアキソン/ロセフィン）	0.25	S
CFPM（セフェピム/マキシピーム）	0.5	S
MEPM（メロペネム/メロペン）	≦0.12	S
EM（エリスロマイシン/エリスロシン）	>4	R
CLDM（クリンダマイシン/ダラシン）	>4	R
TC（テトラサイクリン）	16	R
LVFX（レボフロキサシン/クラビット）	1	S
VCM（バンコマイシン）	0.25	S
ST（スルファメトキサゾール・トリメトプリム/バクタ）	0.5	S

問題

CTRX投与により臨床経過が改善したため，ほかの点滴薬への狭域化を検討する場合，どのような薬剤に変更したらよいか？

選択肢：
① PCG（ベンジルペニシリン）　　② CTRX継続
③ CFPM（セフェピム）　　　　　④ LVFX（レボフロキサシン）
⑤ VCM（バンコマイシン）

解説は次ページ☞

S. pneumoniae (1)

症例 15

正解 ① PCG

解説 高齢者の市中肺炎の症例です．**市中肺炎の起炎菌として最も多いのは S. pneumoniae** であり，pneumolysin や autolysin といった病原因子や莢膜，IgA プロテアーゼといった局所免疫からの防御機構をもつため，重症化することもまれではありません．したがって，**細菌性肺炎では経験的治療として S. pneumoniae も想定した抗菌薬選択を行うのがよい**でしょう．

　本例では，品質の比較的良好な喀痰よりグラム陽性双球菌が検出されており，尿中抗原が陽性であることもふまえると肺炎球菌性肺炎を想定できます．ただし，**尿中抗原は数か月陽性が持続することや，保菌者でも陽性となることには注意が必要**です．また，グラム染色像ではグラム陰性球菌やグラム陽性桿菌も検出されていたことから，この時点では混合感染も考慮し，初期治療として CTRX が選択されました．しかし，培養結果からは S. pneumoniae が検出され，そのほかの下気道感染の原因となりうる細菌は検出されていないことや，誤嚥性肺炎のリスクも乏しいことから本例は肺炎球菌性肺炎と診断されます．

　肺炎球菌性肺炎では，PRSP（ペニシリン耐性肺炎球菌：penicillin-resistant *Streptococcus pneumoniae*）**の存在はきわめてまれ**であり，JANIS（Japan Nosocomial Infections Surveillance）の 2016 年の集計でもわずか 0.4％ とされています．したがって，VCM や CTRX が必要な症例は乏しく，βラクタム系抗菌薬の使用が推奨されます．狭域化の観点より，① PCG を選択することが適切と考えられます．ただし **PCG は血中カリウムの上昇リスクや血管痛などを生じることもあり**，その際は ABPC（アンピシリン）も選択肢となるでしょう．

抗菌薬一口メモ

■ **PCG 投与時は，血中カリウム値と溶解液量に注意**

わが国で使用可能な PCG（注射用ペニシリン G カリウム）は，名前にもあるようにカリウム塩であることから，血中カリウム値の上昇に注意する必要があります．PCG は，100 万単位あたり 1.53 mEq のカリウムを含みます．そのため PCG を 1 回 400 万単位・4 時間ごとに投与する場合は，1 日あたり 9.18 mEq のカリウムを投与することになります．また，カリウムによる血管痛・静脈炎を避けるために，PCG 100 万単位あたり 50 mL の生理食塩液，または 5％ ブドウ糖液で溶解する必要があります．

成人市中肺炎では S. pneumoniae が起炎菌として多く，標的治療としては βラクタム系抗菌薬，特にペニシリン系抗菌薬が有効

症例 16

★★★

- 患者：50歳，男性
  既往歴：滲出性中耳炎．
  現病歴：2日前より発熱と頭痛が出現．経過観察を行っていたが改善しないため来院した．身体所見上，特記すべき異常を認めず，来院時には項部硬直も認めなかった．fever work-up*を実施したが，原因不明のまま入院となった．CTRX（セフトリアキソン）投与にて全身状態はやや改善傾向であったが，依然として頭痛が持続している．入院時に採取した血液培養2セットはすべて陽性であった．
- 診断：菌血症

*fever work-up：発熱患者を診る際に，尿検査（定性・沈渣・培養），胸部X線検査，血液培養2セットをルーチンで行うこと．疾患頻度の高い呼吸器感染，尿路感染の除外，および菌血症の有無を確認するために実施する．

血液培養結果

塗抹結果		
	グラム	
	陽性	陰性
球菌	双球菌	−
桿菌	−	−
培養結果		
Streptococcus pneumoniae		

薬剤感受性結果

薬剤名	MIC	CLSI
PCG（ベンジルペニシリン/ペニシリンGカリウム）	1	S
CTRX（セフトリアキソン/ロセフィン）	0.25	S
CFPM（セフェピム/マキシピーム）	0.5	S
MEPM（メロペネム/メロペン）	≤0.12	S
EM（エリスロマイシン/エリスロシン）	>4	R
CLDM（クリンダマイシン/ダラシン）	>4	R
TC（テトラサイクリン）	16	R
LVFX（レボフロキサシン/クラビット）	1	S
VCM（バンコマイシン）	0.25	S
ST（スルファメトキサゾール・トリメトプリム/バクタ）	0.5	S

問題

培養結果から，ほかの抗菌薬への変更を考慮する場合，適切なものはどれか？（複数回答可）

選択肢：
① PCG（ベンジルペニシリン）　　② CTRX 継続
③ MEPM（メロペネム）　　　　　④ LVFX（レボフロキサシン）
⑤ VCM（バンコマイシン）

解説は次ページ☞

S. pneumoniae (2)

症例 16

正解 ② CTRX 継続

解説 原発巣不明の S. pneumoniae 感染症の症例です．本例では，入院時の検査で感染症の focus を特定できていませんが，その後，血液培養でグラム陽性双球菌が確認されました．この時点では，肺炎球菌を念頭においた感染巣の検索を実施するとともに，全身状態の悪化がないことから CTRX を継続し，慎重に同定結果を待つことも可能と考えられます．

培養結果では S. pneumoniae と同定されました．**S. pneumoniae は市中肺炎の主な起炎菌ですが，上気道にも常在しており髄膜炎の起炎菌となることもあります**．本例では滲出性中耳炎の既往からも髄膜炎の可能性も考慮し，腰椎穿刺を検討すべきと考えられます．

では，薬剤感受性結果からはどの薬剤が選択可能でしょうか？ ここで注意すべき点は S. pneumoniae の薬剤感受性検査報告の方法です．米国 CLSI では，**PCG，CTX（または CTRX），CFPM は，髄膜炎と非髄膜炎で薬剤感受性基準が異なっており**，特に PCG では，肺炎球菌に対する感性（S）の基準が髄膜炎の場合は MIC≦0.06（μg/mL）であるのに対し，非髄膜炎の場合は MIC≦2（μg/mL）と大幅に異なることから治療上注意が必要です．**自施設の S. pneumoniae 感受性報告においても，髄膜炎や髄膜炎が疑われる無菌検体では，判定基準を分けているか確認が必要**です．本例では髄膜炎も否定できないことから，血液培養の薬剤感受性結果には，髄膜炎と非髄膜炎の両方の MIC および薬剤感受性結果を掲載する必要があります．その場合，表のような結果となりますので，PCG は使用できず，② CTRX 継続が妥当と考えられます．

表 髄膜炎が疑われる場合の薬剤感受性結果

薬剤名	MIC	CLSI
PCG（髄膜炎）	1	R
PCG（非髄膜炎）	1	S
CTRX（髄膜炎）	0.25	S
CTRX（非髄膜炎）	0.25	S
CFPM（髄膜炎）	0.5	S
CFPM（非髄膜炎）	0.5	S
MEPM	≦0.12	S
EM	>4	R
CLDM	>4	R
TC	16	R
LVFX	1	S
VCM	0.25	S
ST	0.5	S

抗菌薬一口メモ

■ 細菌性髄膜炎に対する抗菌薬投与量

細菌性髄膜炎に対する抗菌薬の投与量は，血液脳関門への抗菌薬透過性の観点から通常よりも高用量な設定になっています．『細菌性髄膜炎診療ガイドライン 2014』が推奨する成人に対する投与量は，ABPC（アンピシリン）：12～18 g/日，CTRX：4 g/日，CTX（セフォタキシム）：8～12 g/日，MEPM：6 g/日，CAZ（セフタジジム）：6 g/日とされています[1]．また，臨床症状や検査所見が改善しても，髄液中の抗菌薬濃度を確保するために減量や経口抗菌薬へのスイッチは行いません．

文献
1) 日本神経学会，他（監修）：細菌性髄膜炎診療ガイドライン 2014. 南江堂, 2015

S. pneumoniae に対する PCG, CTX, CTRX, CFPM の薬剤感受性基準は髄膜炎と非髄膜炎で異なる

症例 17

★★☆

- **患者**：75歳，女性
  既往歴：糖尿病．
  現病歴：3日前に転倒し，右下肢に軽度の外傷を負った．昨日より発熱と右下肢の疼痛，腫脹が出現した．経過をみていたが徐々に状態が悪化してきたため，家人が救急要請し来院．来院時に血圧低下を認め，右下肢の発赤腫脹とともに，紫斑や水疱を認めた．試験切開にて筋膜まで達する炎症と周囲の壊死所見を認め，創部培養と血液培養を提出のうえ，緊急デブリードマンと TAZ/PIPC（タゾバクタム・ピペラシリン）投与を行った．処置後は全身状態も安定している．入院時に採取した血液培養が陽性となり，のちに創部の培養と同様の細菌が検出された．
- **診断**：壊死性筋膜炎，菌血症

創部滲出液検査結果

塗抹結果		
	グラム	
	陽性	陰性
球菌	3+ （レンサ状）	−
桿菌	−	−
WBC：3+		
培養結果		
Streptococcus pyogenes		

薬剤感受性結果

薬剤名	MIC	CLSI
PCG（ベンジルペニシリン/ペニシリンGカリウム）	≦0.03	S
CTRX（セフトリアキソン/ロセフィン）	≦0.12	S
CFPM（セフェピム/マキシピーム）	≦0.12	S
EM（エリスロマイシン/エリスロシン）	4	R
CLDM（クリンダマイシン/ダラシン）	>4	R
VCM（バンコマイシン）	≦0.5	S

問題

培養結果より，ほかの点滴薬への狭域化を行う場合，どのような薬剤に変更したらよいか？（複数回答可）

選択肢：
① PCG（ベンジルペニシリン）　　② CTRX（セフトリアキソン）
③ CFPM（セフェピム）　　④ CLDM（クリンダマイシン）
⑤ VCM（バンコマイシン）

解説は次ページ☞

S. pyogenes (1)

症例 17

正解 ① PCG と ④ CLDM の併用

解説 糖尿病患者における壊死性筋膜炎の症例です．**壊死性筋膜炎は急速に進行する皮膚軟部組織感染症で，敗血症や多臓器不全にも至る緊急疾患です．そのため，早急な外科的デブリードマンと抗菌薬投与が重要**になります．起炎菌としては，健常者の場合はA群β溶血性レンサ球菌（S. pyogenes）や黄色ブドウ球菌など，糖尿病などの基礎疾患がある場合はグラム陰性桿菌やBacteroides fragilisなどの嫌気性菌が挙げられます．

それでは，本例のグラム染色を確認してみましょう．グラム染色ではレンサ状のグラム陽性球菌が確認されており，β溶血性レンサ球菌による感染症が疑われます．したがって，TAZ/PIPCによる経験的治療で問題なさそうです．最終的には，同定結果よりS. pyogenesによる壊死性筋膜炎と診断されました．

S. pyogenesの治療ではペニシリン系抗菌薬が基本となり，本例の薬剤感受性結果からもPCGの使用が可能であることがわかります．

S. pyogenesによる壊死性筋膜炎では，ペニシリン系抗菌薬とCLDMの併用が推奨されます．これはS. pyogenesの産生するSPE（発赤毒素）がスーパー抗原として劇症化に関与し，CLDMの併用によりその合成を阻害することができるためです．しかし，本例の感受性を確認すると，CLDMは耐性となっています．**細菌そのものに対しては耐性となりますが，毒素蛋白の合成阻害を目的としてCLDMを使用することができます．**グラム染色でレンサ球菌が確認できた時点で併用を検討するのもよいでしょう．正解は①PCGと④CLDMの併用となります．

抗菌薬一口メモ

■ 毒素産生抑制効果を有する抗菌薬

S. pyogenesによる壊死性筋膜炎では，毒素産生抑制効果を期待して，抗菌薬の作用機序に蛋白合成阻害作用を有するものを併用することがあります．蛋白合成阻害作用を有する抗菌薬には，リンコマイシン系，マクロライド系，アミノグリコシド系，テトラサイクリン系，オキサゾリジノン系があります．これらのなかでは，組織移行性が高いリンコマイシン系のCLDM（1回600 mgを1日3回）やオキサゾリジノン系のLZD（リネゾリド）（1回600 mgを1日2回）がペニシリン系抗菌薬との併用薬として選択されます．

S. pyogenesによる壊死性筋膜炎に対してはペニシリン系抗菌薬＋CLDMの併用が推奨される

症例 18

- 患者：20歳，女性
  既往歴：特記すべき事項なし．
  現病歴：昨日より咽頭痛が出現．その後，39℃の発熱を認め来院した．鼻汁や咳嗽は認めない．身体所見上，咽頭は強い発赤を認め，扁桃腫大と白苔，前頸部リンパ節に腫脹と圧痛を認めた．咽頭培養を採取したうえでCVA/AMPC（クラブラン酸・アモキシシリン）を投与した．初診から3日後の再診では，症状は軽減し解熱傾向であった．
- 診断：急性咽頭炎，扁桃炎

咽頭培養結果

塗抹結果		
	グラム	
	陽性	陰性
球菌	3+（レンサ状）	1+
桿菌	−	−
WBC：2+		

培養結果
口腔内常在菌 *Streptococcus pyogenes*

薬剤感受性結果

薬剤名	MIC	CLSI
PCG（ベンジルペニシリン/ペニシリンGカリウム）	≦0.03	S
CTRX（セフトリアキソン/ロセフィン）	≦0.12	S
CFPM（セフェピム/マキシピーム）	≦0.12	S
EM（エリスロマイシン/エリスロシン）	≦0.12	S
CLDM（クリンダマイシン/ダラシン）	≦0.12	S
VCM（バンコマイシン）	≦0.5	S

問題

CVA/AMPC投与により臨床経過が改善したため，ほかの内服薬への狭域化を検討する場合，どのような薬剤に変更したらよいか？

選択肢：
① AMPC（アモキシシリン）
② CDTR-PI（セフジトレンピボキシル）
③ EM（エリスロマイシン）
④ CLDM（クリンダマイシン）
⑤ VCM（バンコマイシン）

解説は次ページ

S. pyogenes(2)

症例 18

正解 ① AMPC

解説 健常若年者における急性扁桃炎の症例です。**細菌性の咽頭炎，扁桃炎ではA群β溶血性レンサ球菌が起炎菌であることがほとんどで，ウイルス性と比較して強い症状や所見**が認められます．A群β溶血性レンサ球菌による咽頭炎の鑑別では modified Centor criteria（表）がよく使用されます．迅速抗原検査結果から治療を選択するのもよいでしょう．

本例では迅速抗原検査は施行されず，咽頭培養が実施されています．咽頭培養は診断の gold standard でもあり，自施設に迅速抗原検査がない場合は施行するのがよいでしょう．グラム染色を確認すると，レンサ状のグラム陽性球菌が確認されました．ただし，グラム陰性球菌も検出されていることから，口腔内の常在菌の可能性も否定できません．

それでは培養結果を確認してみましょう．S. pyogenes が検出され，身体所見とも一致します．薬剤感受性結果をみてみると，S. pyogenes の治療では【症例17】同様ペニシリン系抗菌薬が基本となりますので，選択肢からはAMPCの使用が適切と考えられます．**CDTR-PIは腸管吸収率が16%と低く，またペニシリンアレルギーのない本例での使用は不適切**と考えられます．なおペニシリンアレルギーがある際は，マクロライド系抗菌薬〔CAM（クラリスロマイシン）やAZM（アジスロマイシン）〕またはCLDMも使用可能ですが，**S. pyogenes ではマクロライド系抗菌薬への耐性が増加しているため注意**が必要です．

治療期間については10日間の抗菌薬投与が

表 modified Centor criteria

症状	点数
経過内の発熱，38℃以上の発熱	1
咳嗽なし	1
前頸部リンパ節腫脹と圧痛	1
扁桃腫脹や滲出液の存在	1
15歳未満	1
45歳以上	−1

2点以上で迅速抗原検査を施行すべきとされている．

推奨されています．**リウマチ熱予防のため，数日で軽快した際も10日間の治療を完遂**します．

抗菌薬一口メモ

■ **ピボキシル（PI）基を有する経口抗菌薬の腸管吸収と副作用**

CDTR-PI などの経口第三世代セファロスポリン系抗菌薬は，PI基をエステル結合することで腸管からの吸収率を高めています．しかし，その腸管吸収率は，CDTR-PIが16%，CFPN-PI（セフカペンピボキシル）が30%と低く，CFTM-PI（セフテラムピボキシル）がデータなしと信頼性も乏しいことから，起炎菌に対して十分な血中濃度が得られない可能性が指摘されています．また，PI基を有する抗菌薬は，吸収時に腸管で加水分解されピバリン酸となり，カルニチンと抱合して尿中に排泄されます．そのため，カルニチンが少ない小児では，低カルニチン血症となり，痙攣，低血糖，脳症のリスクが高まることから医薬品医療機器総合機構（PMDA）より注意喚起がなされています．

まとめ

A群β溶血性レンサ球菌（S. pyogenes）による咽頭炎，扁桃炎の治療では，AMPCの10日間投与が基本

症例 19

- **患者**：75歳，男性
  既往歴：僧帽弁逸脱症．
  現病歴：5日前より発熱が出現．経過観察を行っていたが，解熱しないため来院した．身体所見上，以前より指摘されていた心雑音以外に特記すべき異常を認めない．fever work-up として血液培養，尿検査（定性・沈渣・培養），胸部X線検査を施行し，CTRX（セフトリアキソン）を投与のうえ入院となった．入院後より解熱傾向である．入院時に採取した血液培養が2セット中2セット陽性となった．
- **診断**：菌血症

血液培養結果

塗抹結果		
	グラム	
	陽性	陰性
球菌	レンサ状	－
桿菌	－	－
培養結果		
Streptococcus mitis		

薬剤感受性結果

薬剤名	MIC	CLSI
PCG（ベンジルペニシリン/ペニシリンGカリウム）	≦0.03	S
ABPC（アンピシリン/ビクシリン）	0.06	S
CTRX（セフトリアキソン/ロセフィン）	≦0.12	S
CFPM（セフェピム/マキシピーム）	≦0.12	S
VCM（バンコマイシン）	0.5	S

問題

CTRX投与により臨床経過が改善したため，ほかの点滴薬に狭域化を検討する場合，どのような薬剤に変更したらよいか？

選択肢：
① PCG（ベンジルペニシリン）　　② CTRX継続
③ CFPM（セフェピム）　　　　　④ VCM（バンコマイシン）
⑤ MEPM（メロペネム）

S. mitis (1)

症例 19

正解 ① PCG

解説 原発巣不明の S. mitis 菌血症の症例です．S. mitis は α 溶血性レンサ球菌に分類され，主に口腔内に常在するため，抜歯処置後の菌血症や歯肉炎などの口腔内感染症の起炎菌ともなります．また，**感染性心内膜炎や，悪性腫瘍に対する化学療法中の粘膜傷害の結果として，S. mitis の菌血症が認められることもあります．**

本例では，入院時に採取した血液培養でレンサ状グラム陽性球菌が検出されています．身体所見上，感染巣の focus もはっきりしていませんが，レンサ球菌のカバーや血液脳関門通過性の点では，経験的に CTRX を投与することは問題なさそうです．**CTRX はレンサ状グラム陽性球菌のなかで腸球菌をカバーできておらず注意が必要**ですが，CTRX 投与により臨床経過が改善傾向となっているため，積極的には疑いません．培養結果では S. mitis が検出されていることから，**口腔内の衛生状態の確認や感染性心内膜炎の鑑別が必須**となります．

それでは，薬剤感受性結果をみてみましょう．本例では各抗菌薬の感受性が良好であり，狭域化の観点からは PCG の使用が推奨されます．しかし，【症例 15】（⇒ p. 40）でも記載したとおり，PCG 投与のリスク（血中カリウムの上昇や静脈炎）を考慮する場合は，ABPC も選択肢となります．セファロスポリン系抗菌薬でも効果は期待できますが，PCG よりもグラム陰性菌を広くカバーしているため，本例ではよりスペクトラムの狭い PCG を正解としました．ペニシリンアレルギーのある場合は VCM の使用も考慮されます．

抗菌薬一口メモ

■ 安全に抗菌薬の de-escalation（狭域化）を進めるために

de-escalation は，薬剤耐性菌（AMR）発生のリスク軽減，コスト削減を期待した方策です．しかし安易な de-escalation は，奏効している患者を悪化させることもあります．安全に de-escalation を進める条件としては，① 感染臓器・部位の診断ができている，② 抗菌薬投与前に適切な培養検体が採取され，菌名と感受性結果が判明している，③ 診断した病態と，同定された細菌が原因菌として矛盾しない，④ 経験的治療を含む初期治療に反応して奏効している，などがあります．

まとめ

S. mitis の菌血症を認めた場合は口腔内の感染症，口腔粘膜傷害，感染性心内膜炎に留意．治療はペニシリン系抗菌薬が基本

症例 20

★ ★ ★

- 患者：47歳, 男性
  既往歴：僧帽弁逸脱症.
  現病歴：3週間前に歯科で抜歯処置を受けた. 5日前より発熱が出現. 経過観察していたが解熱しないため来院した. 経胸壁心臓超音波検査にて僧帽弁に疣贅を認めた. 血液培養3セットを採取のうえ CTRX（セフトリアキソン）＋VCM（バンコマイシン）の投与を開始し入院となった. 頭部 MRI では頭蓋内に膿瘍や塞栓を疑わせる所見を認めない. また, 全身に膿瘍や遠隔病変を認めなかった. 治療開始後は解熱傾向である.
- 診断：感染性心内膜炎

血液培養結果

塗抹結果		
	グラム	
	陽性	陰性
球菌	レンサ状	−
桿菌	−	−
培養結果		
Streptococcus mitis		

薬剤感受性結果

薬剤名	MIC	CLSI
PCG（ベンジルペニシリン/ペニシリン G カリウム）	0.25	I
ABPC（アンピシリン/ビクシリン）	2	I
CTRX（セフトリアキソン/ロセフィン）	0.5	S
CFPM（セフェピム/マキシピーム）	0.5	S
VCM（バンコマイシン）	0.5	S

問題

CTRX+VCM 投与により臨床経過が改善したため, ほかの点滴薬への狭域化を検討する場合, どのような薬剤に変更したらよいか？（複数回答可）

選択肢：
① PCG（ベンジルペニシリン）　　② ABPC（アンピシリン）
③ CTRX のみ継続　　　　　　　④ VCM のみ継続
⑤ GM（ゲンタマイシン）

解説は次ページ☞

Ⅱ 実践編

S. mitis (2)

症例 20

正解 ① PCG と ⑤ GM の併用

解説 S. mitis による感染性心内膜炎の症例です．本例は抜歯処置が原因となり，基礎疾患として弁膜症が存在することから，感染性心内膜炎を発症した可能性が高いと考えられます．

グラム染色ではレンサ状グラム陽性球菌が確認されています．現時点では感染性心内膜炎の経験的治療として CTRX + VCM が投与されており，Enterococcus 属などの可能性も考慮して起炎菌が確定されるまでは同治療の継続でよいでしょう．培養結果からは S. mitis が検出され，現病歴とも矛盾がない結果となりました．

それでは薬剤感受性結果を確認してみましょう．本例の S. mitis はペニシリン系抗菌薬に対する感受性が中間(I)であり，**ペニシリン系抗菌薬"単剤"では治療が困難です．そのような場合，ペニシリン系抗菌薬に GM を併用することで，2剤によるシナジー効果を狙って治療することが可能です．シナジー効果とは，複数の抗菌薬を併用することによる相乗効果のことで，βラクタム系抗菌薬または VCM にアミノグリコシド系抗菌薬の併用が代表的**です．したがって，本例では PCG は中間(I)となっていますが，GM を併用して治療を行うことができるため PCG と GM の併用が正解となります．同様に ABPC も GM を併用することで使用可能ですが，狭域化の観点からは PCG 投与にリスクがある場合（高カリウム血症や静脈炎）に使用を検討します．また，セファロスポリン系抗菌薬に関しても【症例 19】と同様に，グラム陰性菌を広くカバーしている点より第一選択からは除外しました．VCM はペニシリンアレルギーがある場合に使用されます．

抗菌薬一口メモ

■ **感染性心内膜炎でのアミノグリコシド系抗菌薬の用法**

アミノグリコシド系抗菌薬は，1日1回投与のほうが分割投与よりも有効性・安全性が高いとのエビデンスが構築されています．感染性心内膜炎では，S. mitis などの口腔内レンサ球菌や黄色ブドウ球菌に対して1日1回投与（1回3 mg/kg），腸球菌などの栄養要求性の高いレンサ球菌では分割投与（1回1 mg/kg を1日3回）が推奨されています[1]．

文献
1) Baddour LM, et al: Infective Endocarditis in Adults: Diagnosis, Antimicrobial Therapy, and Management of Complications: A Scientific Statement for Healthcare Professionals From the American Heart Association. Circulation 132: 1435-1486, 2015

S. mitis による感染性心内膜炎で PCG 低感受性の場合は GM を併用

★☆☆

- **患者**：60歳，男性
  既往歴：尿路結石．
  現病歴：昨日からの発熱と腰痛にて来院した．左CVA叩打痛を認め，尿定性検査にて白血球3+，潜血2+であった．腹部超音波検査にて左水腎症を認めた．尿培養，血液培養を採取し，入院のうえ，CTRX（セフトリアキソン）の投与を開始したが，臨床症状の改善を認めない．入院時に施行した腹部造影CTにて，左水腎症，左尿管の結石を疑う所見を認めた．左腎腫大と周囲の脂肪組織の毛羽立ちを認めるが，膿瘍形成は認めなかった．入院翌日に血液培養が陽性となり，その後の同定検査では尿培養と同一の細菌が確認された．
- **診断**：尿路結石，急性腎盂腎炎，菌血症

尿培養結果

塗抹結果		
	グラム	
	陽性	陰性
球菌	3+ （レンサ状）	−
桿菌	−	−
WBC：3+		
培養結果		
Enterococcus faecalis		

薬剤感受性結果（尿・血液）

薬剤名	MIC	CLSI
PCG（ベンジルペニシリン/ペニシリンGカリウム）	2	S
ABPC（アンピシリン/ビクシリン）	2	S
VCM（バンコマイシン）	1	S
LZD（リネゾリド/ザイボックス）	2	S
DAP（ダプトマイシン/キュビシン）	0.5	S

問題

CTRX投与により臨床経過に改善がみられないため，ほかの点滴薬への変更を行う場合，どのような薬剤に変更したらよいか？（複数回答可）

選択肢：
① PCG（ベンジルペニシリン）　　② ABPC（アンピシリン）
③ CTRX継続　　　　　　　　　　④ VCM（バンコマイシン）
⑤ DAP（ダプトマイシン）

E. faecalis (1)

症例 21

正解 ① PCG または
② ABPC

解説 急性複雑性腎盂腎炎の症例です．尿路の解剖学的・機能的異常が存在する場合「複雑性」と定義されます．**複雑性尿路感染症では，グラム陰性菌においては ESBL 産生菌やキノロン耐性菌が，グラム陽性菌においては *Enterococcus* 属が多くを占め，*Staphylococcus* 属が起炎菌となることもあります．複雑性尿路感染症の場合は尿路感染症を繰り返していることも多く，過去の検出菌から経験的治療を検討することも重要**です．

本例では，尿のグラム染色でレンサ状グラム陽性球菌が検出されています．*Enterococcus* 属はセファロスポリン系に自然耐性であるため，この時点でペニシリン系抗菌薬，または臨床経過が不安定であれば VCM への変更を考慮してもよいかもしれません．培養結果では *E. faecalis* が検出されていることから，ペニシリン系抗菌薬への変更を検討します．

それでは薬剤感受性結果を確認しましょう．本例で検出している *E. faecalis* は PCG，ABPC **ともに感性となっており，第一に使用を検討できます**．狭域化の観点からは PCG の使用が推奨されますが，*Enterococcus* 属感染症の治療においては PCG と ABPC が併記されていることが多く，今回はどちらも正解としました．ペニシリンアレルギーなどペニシリン系抗菌薬が使用できない場合は VCM を検討します．さらに，VCM に対してアレルギーがある場合は LZD や DAP を考慮することになります．

なお，*Enterococcus* 属で臨床的に分離頻度の高いもののなかに *E. faecium* がありますが，***E. faecium* の場合はペニシリン系抗菌薬に対して耐性のことが多く，治療には VCM が第一選択**となります．

抗菌薬一口メモ

■ **ペニシリン系抗菌薬の歴史**

本例のように，ペニシリンに感性のある *E. faecalis* には，治療薬として PCG や ABPC を用いることが可能です．他のペニシリン系抗菌薬としては，PIPC（ピペラシリン）があり，最近ではβラクタマーゼ阻害薬との合剤として TAZ/PIPC（タゾバクタム/ピペラシリン）が広く用いられています．PCG は 1948 年から，ABPC は 1965 年より販売が開始されています．感染性心内膜炎に PCG を投与する際には，通常 2,400 万単位/日が使用されますが，わが国でこの投与量での治療が承認されたのは 2012 年のことです．PCG や ABPC の販売開始から半世紀以上経過しますが，現在でも感染症治療や抗菌薬適正使用に欠かすことのできない抗菌薬です．

まとめ

E. faecalis による尿路感染症は，基本的にはペニシリン系抗菌薬で治療

症例 22

- 患者：60歳，男性
  既往歴：僧帽弁逸脱症，高血圧．
  現病歴：2か月前より間欠的に発熱が出現したが，経過観察していた．循環器内科の定期受診時，主治医に発熱について相談し，精査目的で血液培養，尿培養，胸部X線検査を施行した．翌日，血液培養陽性となったため，心臓超音波検査を施行したところ，僧帽弁に疣贅を認め，入院のうえCTRX（セフトリアキソン）+VCM（バンコマイシン）の投与を開始した．頭部MRIでは異常を認めなかった．体内に人工物はない．抗菌薬投与後の全身状態は改善傾向である．腎機能異常なし．
- 診断：感染性心内膜炎

血液培養結果

塗抹結果

	グラム	
	陽性	陰性
球菌	レンサ状	−
桿菌	−	−

培養結果

Enterococcus faecalis

薬剤感受性結果

薬剤名	MIC	CLSI
PCG（ベンジルペニシリン/ペニシリンGカリウム）	2	S
ABPC（アンピシリン/ビクシリン）	2	S
VCM（バンコマイシン）	1	S
LZD（リネゾリド/ザイボックス）	2	S
DAP（ダプトマイシン/キュビシン）	0.5	S
GM（ゲンタマイシン/ゲンタシン）	≦500	S

問題

培養結果より標的治療へ切り替える場合，どのような薬剤を選択すればよいか？（複数回答可）

選択肢：
① PCG（ベンジルペニシリン）
② ABPC（アンピシリン）
③ CTRX 継続
④ VCM 継続
⑤ GM（ゲンタマイシン）

解説は次ページ☞

II 実践編

E. faecalis（2）

症例 22

正解 ① PCG または ② ABPC のいずれかに ⑤ GM の併用

解説 Enterococcus 属による感染性心内膜炎の症例です．感染性心内膜炎の原因としては黄色ブドウ球菌，Viridans streptococci に続いて Enterococcus 属が 3 番目に多いとされています．

本例は，血液培養でレンサ状グラム陽性球菌が確認されました．この結果ではレンサ球菌や Enterococcus 属などが想定されますので，経験的治療として使用している CTRX＋VCM を継続するのがよいでしょう．培養結果では E. faecalis と同定され，ペニシリン系抗菌薬を中心とした標的治療を想定することができます．

それでは薬剤感受性結果をみてみましょう．本例の E. faecalis もペニシリン系抗菌薬が問題なく使用でき，第一選択となります．Enterococcus 属の感染性心内膜炎ではシナジー効果を利用し，GM を併用します（⇒ p.50）．ここで重要となるのがアミノグリコシド系抗菌薬の高度耐性スクリーニングです．Enterococcus 属では GM の MIC が 500 以下のときはシナジー効果が期待でき，併用療法が使用できます．本例では GM の MIC が 500 以下となっていることから，① PCG または ② ABPC のいずれかに ⑤ GM を併用，が正解となります．

抗菌薬一口メモ

■ **アミノグリコシド系抗菌薬の併用療法**

アミノグリコシド系抗菌薬は，Enterococcus 属の細胞壁を透過できません．また Enterococcus 属に対する殺菌効果を示す濃度は，ヒトでの安全性が確保される濃度よりも高濃度であることから単独で治療に用いることはありません．しかし，βラクタム系抗菌薬と併用することで，細胞壁の透過性が向上し，相乗効果（シナジー効果）を示します．ただし，相乗効果を示すものとして GM と SM（ストレプトマイシン）の報告はありますが，その他のアミノグリコシド系抗菌薬にはエビデンスが乏しいことから，通常使用されることはありません．

Enterococcus 属の感染性心内膜炎においては GM 高度耐性スクリーニングを行う

症例 23

★★★

- 患者：60歳，男性
  既往歴：僧帽弁逸脱症，高血圧．
  現病歴：2か月前より間欠的に発熱が出現したが，経過観察していた．循環器内科の定期受診時に主治医に発熱について相談し，精査加療目的に入院となった．入院時に血液培養，尿培養，胸部X線検査を施行した．入院後に施行した心臓超音波検査にて僧帽弁に疣贅を認め，CTRX（セフトリアキソン）＋VCM（バンコマイシン）の投与開始となった．頭部MRIでは異常を認めなかった．体内に人工物はない．抗菌薬投与後の全身状態は改善傾向である．入院時に採取した血液培養はすべて陽性であった．
- 診断：感染性心内膜炎

血液培養結果

塗抹結果		
	グラム	
	陽性	陰性
球菌	レンサ状	−
桿菌	−	−
培養結果		
Enterococcus faecalis		

薬剤感受性結果

薬剤名	MIC	CLSI
PCG（ベンジルペニシリン/ペニシリンGカリウム）	2	S
ABPC（アンピシリン/ビクシリン）	2	S
VCM（バンコマイシン）	1	S
LZD（リネゾリド/ザイボックス）	2	S
DAP（ダプトマイシン/キュビシン）	0.5	S
GM（ゲンタマイシン/ゲンタシン）	>500	R

問題

培養結果より標的治療へ切り替える場合，どのような薬剤を選択すればよいか？（複数回答可）

選択肢：
① ABPC（アンピシリン）
② CTRX
③ VCM
④ GM（ゲンタマイシン）
⑤ SM（ストレプトマイシン）

解説は次ページ☞

E. faecalis (3)

症例 23

正解 ①ABPC と，②CTRX または⑤SM のいずれかを併用

解説 本例も【症例22】と同様，*Enterococcus*属による感染性心内膜炎の症例です．【症例22】と同様にグラム染色にてレンサ状グラム陽性球菌を認めており，感染性心内膜炎の経験的治療としてCTRX＋VCMが投与されていることから，起炎菌として想定されうるレンサ球菌や腸球菌はカバーできていると考えられます．培養結果ではE. faecalisが検出されており，本例でも標的治療としてペニシリン系抗菌薬とGMの併用を考慮することになります．

しかし，薬剤感受性結果を確認すると，GMのMICが500超と高度耐性を呈しており，本例ではペニシリン系抗菌薬やVCMとのシナジー効果は期待できません．その際は第一選択薬として，ダブルβラクタムによるシナジー効果を期待したABPCとCTRXを併用しての治療，または第二選択薬としてABPCかPCGのいずれかにSMを追加することでシナジー効果を狙う治療があります[1]．SMを併用する際はMICを追加検査し，こちらも高度耐性でないかを確認する必要があります．ただし，SMの使用は保険適用外となることから，感染症専門医に相談して投与するかを判断してください．

文献

1) Baddour LM, et al: Infective Endocarditis in Adults: Diagnosis, Antimicrobial Therapy, and Management of Complications: A Scientific Statement for Healthcare Professionals From the American Heart Association. Circulation 132: 1435-1486, 2015

抗菌薬一口メモ

■ ダブルβラクタム療法

アミノグリコシド系抗菌薬のGM，SMに高度耐性を示すE. faecalisによる感染性心内膜炎には，ABPCとCTRX併用治療が選択肢となります．その際に推奨される用法・用量は，ABPCが1回2gを1日6回，CTRXが1回2gを1日2回と高用量で用いられます．American Heart Association (AHA)やEuropean Society of Cardiology (ESC)の感染性心内膜炎治療ガイドラインでは，LZDや高用量(10〜12 mg/kg)のDAPが推奨されていますが，わが国では保険診療の適用外となることから使用には慎重な判断が必要です．

GM高度耐性のE. faecalisによる感染性心内膜炎の場合は，ダブルβラクタム(ABPC+CTRX)またはペニシリン系抗菌薬+SMで治療を行う

症例 24

- 患者：42歳，女性
  既往歴：なし．
  現病歴：4日前に発熱，下腹部痛，腰痛が出現したため，当院を受診した．血液培養と尿培養を提出したのち，CTRX（セフトリアキソン）による点滴治療を開始した．現在，臨床症状は著明に改善している．なお血液培養でも尿培養と同一菌が陽性となった．
- 診断：急性腎盂腎炎，菌血症

尿検査結果

塗抹結果

	グラム	
	陽性	陰性
球菌	−	−
桿菌	−	3+

WBC：2+

培養結果

Escherichia coli

薬剤感受性結果（尿・血液）

薬剤名	MIC	CLSI
ABPC（アンピシリン/ビクシリン）	2	S
TAZ/PIPC（タゾバクタム・ピペラシリン/ゾシン）	≦4	S
CEZ（セファゾリン/セファメジン）	≦0.5	S
CMZ（セフメタゾール/セフメタゾン）	≦2	S
CTX（セフォタキシム/セフォタックス）	≦0.5	S
CPDX-PR（セフポドキシムプロキセチル/バナン）	≦0.5	S
CFPM（セフェピム/マキシピーム）	≦1	S
MEPM（メロペネム/メロペン）	≦0.5	S
IPM/CS（イミペネム・シラスタチン/チエナム）	≦0.5	S
GM（ゲンタマイシン/ゲンタシン）	≦1	S
CPFX（シプロフロキサシン/シプロキサン）	<0.06	S
ST（スルファメトキサゾール・トリメトプリム/バクタ）	≦0.25	S

問題

CTRX点滴静注により臨床経過が著明に改善し，経口抗菌薬への変更が可能と考えられた場合，どの抗菌薬が適切か？（複数回答可）

選択肢：
① AMPC（アモキシシリン）
② CEX（セファレキシン）
③ CPDX-PR（セフポドキシムプロキセチル）
④ CPFX（シプロフロキサシン）
⑤ ST（スルファメトキサゾール・トリメトプリム）合剤

解説は次ページ☞

E. coli (1)

症例 24

正解 ① AMPC または ② CEX

解説 健常者の急性腎盂腎炎および菌血症の症例です．尿のグラム染色像では白血球とグラム陰性桿菌を多数認め，検出頻度からは E. coli などによる尿路感染症が疑われます．本例では培養結果でも E. coli を検出しており，本菌を起炎菌とした標的治療は妥当と考えられます．

経口抗菌薬に変更する際の注意点として，① 臨床経過が良好，② 薬剤感受性を有する，③ 腸管からの吸収率が良好，④ 起炎菌に対しできる限り狭域化を行うことが望まれます．では選択肢をみてみましょう．CPDX-PR は第三世代セファロスポリン系経口抗菌薬で，急性腎盂腎炎の経験的治療として使用する場合もありますが，**腸管からの吸収率が低いため**，たとえ感受性を有する場合でも本例のような菌血症を伴う事例には不適と考えられます．

また，薬剤感受性結果では，すべての抗菌薬に感性 (S) を示していますが，CPDX-PR，CPFX および ST 合剤はグラム陰性菌への抗菌スペクトラムが比較的広いため，本例ではさらに E. coli を標的とした薬剤の選択が望まれます．一方で，ABPC や CEZ は，グラム陰性菌への抗菌スペクトラムが狭く，また両薬剤に感性であれば経口薬である AMPC や CEX に変更した際も，両薬剤ともに腸管吸収が良好であることから臨床効果が期待できます（表）．

したがって，本例における狭域化では ① AMPC または ② CEX を正解としました．

抗菌薬一口メモ

■ **経口抗菌薬と薬物動態**

抗菌薬の注射剤から経口剤への切り替えの際には，腸管からの吸収率のほかにも注意すべき点があります．それは，投与する経口剤の投与量が，起炎菌に対して有効な濃度に達することができるのかです．特に β ラクタム系抗菌薬の経口剤は，注射剤と比べると投与量が過少であることが多いことから，経口抗菌薬の 1 回投与量と到達できる血中濃度，消失半減期との関係について知っておくのがよいでしょう．

表　主な経口セファロスポリン系，ペニシリン系抗菌薬の薬物動態

成分名	先発品商品名	最高血中濃度	腸管吸収率
セファロスポリン系			
第一世代 CEX（セファレキシン）	ケフレックス	5.5 µg/mL（250 mg 服用時）	90%
第一世代 CCL（セファクロル）	ケフラール	9.4 µg/mL（250 mg 服用時）	93%
第二世代 CTM-HE（セフォチアム）	パンスポリン	1.5 µg/mL（100 mg 服用時）	68%
第三世代 CFPN-PI（セフカペン）	フロモックス	1.3 µg/mL（100 mg 服用時）	不明（ラット：35%）
第三世代 CFDN（セフジニル）	セフゾン	1.1 µg/mL（100 mg 服用時）	25%
第三世代 CPDX-PR（セフポドキシム）	バナン	1.5〜1.8 µg/mL（100 mg 服用時）	46%
第三世代 CDTR-PI（セフジトレン）	メイアクト	1.66 µg/mL（100 mg 服用時）	16%
ペニシリン系			
ABPC（アンピシリン）	ビクシリン	3.3 µg/mL（250 mg 服用時）	62%
AMPC（アモキシシリン）	サワシリン	3.68 µg/mL（250 mg 服用時）	80%
AMPC/CVA（アモキシシリン/クラブラン酸）	オーグメンチン	4.88 µg/mL（250 mg 空腹で服用時）	80%（AMPC）

（薬剤インタビューフォームおよびサンフォード感染症治療ガイド 2017 を参考に作成）

経口薬での狭域化の際には，腸管吸収率を勘案したうえで，抗菌スペクトラムの狭い抗菌薬を選択

症例 25

★ ★ ☆

☑ ☐

- **患者**：70歳，男性
  既往歴：なし．
  現病歴：7日前に発熱，下腹部痛，腰痛が出現したため，当院を受診．前立腺に圧痛あり．血液培養と尿培養を提出したのち，CTRX（セフトリアキソン）による点滴治療を開始した．現在，臨床症状は著明に改善している．
- **診断**：急性腎盂腎炎，急性前立腺炎

■ 尿検査結果

塗抹結果

	グラム	
	陽性	陰性
球菌	−	−
桿菌	−	3+
WBC：2+		

培養結果

Escherichia coli

■ 薬剤感受性結果（尿）

薬剤名	MIC	CLSI
ABPC（アンピシリン/ビクシリン）	2	S
TAZ/PIPC（タゾバクタム・ピペラシリン/ゾシン）	≦4	S
CEZ（セファゾリン/セファメジン）	≦0.5	S
CMZ（セフメタゾール/セフメタゾン）	≦2	S
CTX（セフォタキシム/セフォタックス）	≦0.5	S
CPDX-PR（セフポドキシムプロキセチル/バナン）	≦0.5	S
CFPM（セフェピム/マキシピーム）	≦1	S
MEPM（メロペネム/メロペン）	≦0.5	S
IPM/CS（イミペネム・シラスタチン/チエナム）	≦0.5	S
GM（ゲンタマイシン/ゲンタシン）	≦1	S
CPFX（シプロフロキサシン/シプロキサン）	<0.06	S
ST（スルファメトキサゾール・トリメトプリム/バクタ）	≦0.25	S

問題

CTRX点滴静注により臨床経過が著明に改善したため経口抗菌薬へ変更する場合，どの抗菌薬が適切か？

選択肢：
① AMPC（アモキシシリン）　② CEX（セファレキシン）
③ CPDX-PR（セフポドキシムプロキセチル）　④ CPFX（シプロフロキサシン）
⑤ ST（スルファメトキサゾール・トリメトプリム）合剤

解説は次ページ☞

Ⅱ 実践編

E. coli (2)

症例 25

正解 ⑤ ST合剤

解説 健常者の急性腎盂腎炎および**前立腺炎**の症例です．尿検査結果や薬剤感受性結果は【症例24】と同一ですが，本例もAMPCまたはCEX内服での治療は可能でしょうか？

重要な違いは，本例では急性前立腺炎を合併している点です．**前立腺は血流が乏しい臓器であるため，治療薬選択の際には移行性を考慮することが大切**です(表1, 2)．例えば，水溶性抗菌薬であるβラクタム系抗菌薬を前立腺炎に使用すると，炎症初期には炎症に伴う一時的な血管増生・血流増加により，前立腺への抗菌薬の移行性が増加し効果が得られることもあります．しかし，炎症が鎮静化すると血流が乏しくなり，逆にβラクタム系抗菌薬の前立腺への移行性が減少し，効果が減弱する場合もあります．

したがって，**急性前立腺炎(性感染症リスクなし)では，脂溶性で移行性の良好なキノロン系抗菌薬またはST合剤が推奨されます．**

ただし本例では，薬剤感受性結果およびキノロン系抗菌薬の温存を考え，⑤ST合剤を正解としました．【症例24】と本例のように，**細菌検査結果が同じでも，感染臓器が異なると抗菌薬の選択は大幅に変わります．**感染症診療では，患者背景，感染臓器，感染微生物を必ず確認したうえで抗菌薬を選択することが重要です．

抗菌薬一口メモ

■ ST合剤の特徴と注意点

ST合剤は，SMX(スルファメトキサゾール)とTMP(トリメトプリム)を5:1の比で配合した合剤であり，注射剤と経口剤が販売されています．ST合剤のバイオアベイラビリティは約100%であり，経口剤でも注射剤と同等の効果が期待できます．臓器・組織移行性も高く，中枢などの抗菌薬の透過性が乏しい部位への移行も良好です．まれにSTとクレアチニンの排泄競合により，血中クレアチニン値が上昇することがあります．これは腎機能障害ではありませんので，見誤らないよう注意が必要です．

表1 主な水溶性および脂溶性抗菌薬一覧

	水溶性抗菌薬	脂溶性抗菌薬
代表的薬剤	βラクタム系 グリコペプチド系 アミノグリコシド系 コリスチン	キノロン系 ST合剤 マクロライド系 リンコマイシン系 メトロニダゾール リネゾリド

表2 感染臓器別に移行しやすい抗菌薬

感染臓器	移行性がある薬剤
肺	フルオロキノロン系薬，マクロライド系薬，オキサゾリジノン系薬
胆道系	ピペラシリン，セフトリアキソン，マクロライド系薬，フルオロキノロン系薬
腎臓・尿路	ペニシリン系薬，セフェム系薬，カルバペネム系薬，グリコペプチド系薬，アミノグリコシド系薬，フルオロキノロン系薬
髄液(炎症時)	ペニシリン系薬，セフトリアキソン，セフタジジム，カルバペネム系薬，フルオロキノロン系薬
髄膜に炎症がなくても移行するもの	メトロニダゾール，リファンピシン，ST合剤，クロラムフェニコール
細胞内，組織内まで移行するもの	マクロライド系薬，フルオロキノロン系薬，テトラサイクリン系薬
前立腺への移行がよいもの	ST合剤，キノロン系薬，ミノサイクリン，アジスロマイシンなど

〔橋口 亮(関 雅文・編):抗菌薬おさらい帳，第2版．p. 144, じほう, 2019より〕

まとめ

薬剤感受性結果だけでなく，感染臓器への移行性にも注目．血流の乏しい前立腺や膿瘍性病変では，臓器移行性の高い脂溶性抗菌薬を考慮

症例 26

- 患者：70歳，女性
  既往歴：慢性腎臓病．
  現病歴：5日前に発熱，下腹部痛，腰痛が出現したため，当院を受診．血液培養と尿培養を提出したのち，MEPM（メロペネム）による点滴治療を開始した．現在，臨床症状は改善している．なお血液培養でも尿培養と同一菌が陽性となった．
- 診断：急性腎盂腎炎，菌血症

尿検査結果

塗抹結果		
	グラム	
	陽性	陰性
球菌	−	−
桿菌	−	3+
WBC：2+		

培養結果
Escherichia coli（ESBL*産生）

*ESBL：extended-spectrum β-lactamase（基質特異性拡張型βラクタマーゼ）

薬剤感受性結果（尿・血液）

薬剤名	MIC	CLSI
ABPC（アンピシリン/ビクシリン）	>32	R
TAZ/PIPC（タゾバクタム・ピペラシリン/ゾシン）	≦4	S
CEZ（セファゾリン/セファメジン）	>16	R
CMZ（セフメタゾール/セフメタゾン）	≦2	S
CTX（セフォタキシム/セフォタックス）	8	R
CPDX-PR（セフポドキシムプロキセチル/バナン）	16	R
CFPM（セフェピム/マキシピーム）	2	R
MEPM（メロペネム/メロペン）	≦0.5	S
IPM/CS（イミペネム・シラスタチン/チエナム）	≦0.5	S
GM（ゲンタマイシン/ゲンタシン）	≦1	S
CPFX（シプロフロキサシン/シプロキサン）	0.25	S
ST（スルファメトキサゾール・トリメトプリム/バクタ）	>8	R

ESBL確認試験
陽性

問題

MEPM点滴静注により臨床経過が改善したため狭域化を検討する場合，どの抗菌薬が適切か？

選択肢：
① TAZ/PIPC（タゾバクタム・ピペラシリン）　② CMZ（セフメタゾール）
③ MEPM継続　④ GM（ゲンタマイシン）
⑤ CPFX（シプロフロキサシン）

解説は次ページ☞

II 実践編　061

E. coli ③ ESBL ①

症例 26

正解 ② CMZ

解説 ESBL産生菌に関する問題です．本例も尿検査結果から E. coli による尿路感染症と考えて問題なさそうですが，薬剤感受性結果をみてみると，多くのβラクタム系抗菌薬が耐性(R)と表記されています〔E. coli に対するCFPM の MIC が 2 μg/mL であれば通常感性(S)と判定されますが，本例では ESBL 確認試験*が陽性であることから耐性(R)の判定に変換されています〕．しかし，TAZ/PIPC, CMZ, さらに MEPM に感受性を有することから，ESBL産生 E. coli では典型的な感受性パターンと考えられます．

このなかで MEPM は，ESBL 産生菌に対するエビデンスが豊富で，実臨床でも多くの症例に使用されていますが，すでにわが国でも**カルバペネム耐性腸内細菌科細菌の保菌や感染症が拡大しつつある**ことから，**可能な限りカルバペネム系抗菌薬は温存**したいところです．

一方で，Matsumura らは，血液疾患患者や好中球減少患者を除く成人での ESBL 産生 E. coli 菌血症に対し，CMZ や類似薬の FMOX（フロモキセフ）は，カルバペネム系抗菌薬と比較し 30 日後の死亡率に有意差はなかったとしています[1]．実際に**当院でも，① 臨床経過が安定している，② 非血液疾患患者，③ 膿瘍を伴わない尿路感染症の場合を中心に CMZ を用います**が，良好な感触を得ています．

したがって，② CMZ を正解としました．

なお，本例では既往歴として慢性腎臓病があることから，**薬剤性腎障害（急性尿細管壊死）を起こすおそれのあるアミノグリコシド系抗菌薬は使用しにくく，また CPFX については抗緑膿菌薬として温存**するため，本例での狭域化には不適と考えられます．

文献
1) Matsumura Y, et al: Multicenter retrospective study of cefmetazole and flomoxef for treatment of extended-spectrum-β-lactamase-producing Escherichia coli bacteremia. Antimicrob Agents Chemother 59: 5107-5113, 2015

抗菌薬一口メモ

■ **セファマイシン系抗菌薬の代替薬**
セファマイシン系抗菌薬の CMZ, オキサセフェム系抗菌薬の FMOX は，カルバペネム系以外の抗菌薬で ESBL 産生菌に対しての効果が期待される抗菌薬です．しかし米国では，CMZ も FMOX も上市されておらず使用することができません．そのため ESBL 産生菌による非複雑性の尿路感染症では，薬剤感受性検査において感性であれば CPFX や ST 合剤，また nitrofurantoin（ニトロフラントイン：本邦未発売）が使用されています．

まとめ

ESBL 産生菌に対する治療では，患者背景や重症度を勘案したうえで CMZ の使用も考慮

*ESBL 確認試験：E. coli, K. pneumonia, K. oxytoca, P. mirabilis の 4 菌種については ESBL 確認試験の方法が定められている．ESBL は β ラクタマーゼ阻害薬の一種である CVA（クラブラン酸）により阻害されることから，CTX（セフォタキシム）と CVA/CTX, および CAZ（セフタジジム）と CVA/CAZ の阻止円の大きさ，あるいは MIC 値を比較することで ESBL 産生の有無を判断する．

症例 27

- **患者**：70歳，女性
  既往歴：急性骨髄性白血病．
  現病歴：上記に対する化学療法のため入院中．予防的にLVFX（レボフロキサシン）を内服している．4日前に39℃の発熱が出現し，血液培養を提出したのち，MEPM（メロペネム）による点滴治療を開始した．現在の末梢血好中球数は0/μL．臨床症状はやや改善しつつある．
- **診断**：発熱性好中球減少症，菌血症

血液培養結果

塗抹結果		
	グラム	
	陽性	陰性
球菌	−	−
桿菌	−	＋

培養結果
Escherichia coli（ESBL産生）

薬剤感受性結果（血液）

薬剤名	MIC	CLSI
ABPC（アンピシリン/ビクシリン）	>32	R
TAZ/PIPC（タゾバクタム・ピペラシリン/ゾシン）	≦4	S
CEZ（セファゾリン/セファメジン）	>16	R
CMZ（セフメタゾール/セフメタゾン）	≦2	S
CTX（セフォタキシム/セフォタックス）	8	R
CPDX-PR（セフポドキシムプロキセチル/バナン）	16	R
CFPM（セフェピム/マキシピーム）	2	R
MEPM（メロペネム/メロペン）	≦0.5	S
IPM/CS（イミペネム・シラスタチン/チエナム）	≦0.5	S
GM（ゲンタマイシン/ゲンタシン）	≦1	S
CPFX（シプロフロキサシン/シプロキサン）	4	R
ST（スルファメトキサゾール・トリメトプリム/バクタ）	>8	R

ESBL確認試験

陽性

問題

本例ではMEPM点滴静注により臨床経過がやや改善しているが，今後処方すべき抗菌薬としてどの抗菌薬が適切か？

選択肢：
① TAZ/PIPC（タゾバクタム・ピペラシリン）　② CMZ（セフメタゾール）
③ MEPM 継続　④ GM（ゲンタマイシン）
⑤ CPFX（シプロフロキサシン）

解説は次ページ☞

II 実践編

E. coli (4) ESBL ②

症例 27

正解 ③ MEPM 継続

解説 【症例26】と同様，ESBL 産生菌に関する問題です．本例では血液疾患に対し化学療法が実施されていますが，**高リスク患者（好中球数 100/μL 以下が 7 日を超えて続くことが予想される）に対するキノロン系抗菌薬の予防投与は，発熱イベント，死亡イベント，菌血症の頻度を減少させるとして推奨**されています．

本例でも LVFX が予防的に処方されていますが，このような場合に発症する発熱性好中球減少時には，キノロン系抗菌薬耐性の ESBL 産生菌が関与することが少なからずあります．

薬剤感受性結果をみてみると，血液培養から検出された E. coli はやはり CPFX 耐性でした．さらに ESBL 確認試験の結果が陽性であることから，ESBL 産生 E. coli と判明しました．

治療に関しては，**血液疾患患者における ESBL 産生 E. coli 菌血症であることから**，【症例26】で説明したとおり基本的にはカルバペネム系抗菌薬を検討します．さらに，好中球数 0/μL と著明な骨髄抑制を認め，短期間での骨髄機能の回復は期待できないことから，血液疾患患者におけるエビデンスの乏しい TAZ/PIPC や CMZ への変更は推奨されません．

抗菌薬一口メモ

■ **ESBL 産生菌と発熱性好中球減少症**

わが国で発熱性好中球減少症に対して適応を有する抗菌薬は，MEPM，TAZ/PIPC，CFPM の 3 剤です．国内で検出される ESBL の多くが CTX-M 型であり，CFPM に耐性を示します．また『サンフォード感染症治療ガイド 2018』では，ESBL 産生菌に対して TAZ/PIPC の使用を避けるよう推奨しています．それは，TAZ/PIPC の感受性が MIC ≦ 2 μg/mL 群とそれ以上の群において，30 日死亡率に有意な差（0% vs 41.1%；$p = 0.02$）があったとの報告を根拠としています．以上より，ESBL 産生菌保菌患者の発熱性好中球減少症に対する経験的治療では，MEPM が第一選択に挙げられます．

ESBL 産生菌に対する治療において，免疫不全患者ではカルバペネム系抗菌薬での治療が基本

症例 28

- **患者**：42歳，女性
  既往歴：なし．
  現病歴：4日前に発熱，下腹部痛，腰痛が出現したため，当院を受診した．血液培養と尿培養を提出したのち，CTRX（セフトリアキソン）による点滴治療を開始．現在，臨床症状は著明に改善している．
- **診断**：急性腎盂腎炎

尿検査結果

塗抹結果		
	グラム	
	陽性	陰性
球菌	−	−
桿菌	−	3+
WBC：2+		
培養結果		
Klebsiella pneumoniae		

血液培養結果

陰性

薬剤感受性結果（尿）

薬剤名	MIC	CLSI
TAZ/PIPC（タゾバクタム・ピペラシリン/ゾシン）	≦4	S
CEZ（セファゾリン/セファメジン）	≦0.5	S
CMZ（セフメタゾール/セフメタゾン）	≦2	S
CTX（セフォタキシム/セフォタックス）	≦0.5	S
CPDX-PR（セフポドキシムプロキセチル/バナン）	≦0.5	S
CFPM（セフェピム/マキシピーム）	≦1	S
MEPM（メロペネム/メロペン）	≦0.5	S
IPM/CS（イミペネム・シラスタチン/チエナム）	≦0.5	S
GM（ゲンタマイシン/ゲンタシン）	≦1	S
CPFX（シプロフロキサシン/シプロキサン）	<0.06	S
ST（スルファメトキサゾール・トリメトプリム/バクタ）	≦0.25	S

問題

CTRX点滴静注により臨床経過が著明に改善したため，ほかの点滴抗菌薬への狭域化を検討する場合，どの抗菌薬が適切か？

選択肢：
① TAZ/PIPC（タゾバクタム・ピペラシリン）　② CEZ（セファゾリン）
③ CTRX継続　④ GM（ゲンタマイシン）
⑤ CPFX（シプロフロキサシン）

解説は次ページ☞

II 実践編　065

K. pneumoniae (1)

症例 28

正解 ② CEZ

解説 単純性尿路感染症の症例です．患者背景に免疫不全はなく，臨床的に改善傾向であれば積極的な狭域化が可能と考えられます．

そこで薬剤感受性結果をみてみると，同じ腸内細菌科細菌である *E. coli* の感受性結果には記載のあった ABPC（アンピシリン）の感受性が記載されていません．

これは，*K. pneumoniae* が染色体上にペニシリナーゼ（β ラクタマーゼの一種）の産生遺伝子を保有していることから，その影響により ABPC が失活し，**抗菌作用を発揮しない**ためです．したがって，米国 CLSI の判定基準では，ABPC の *K. pneumoniae* に対する薬剤感受性結果は「内因性耐性」（抗菌薬一口メモ参照）として報告しないことになっています．

しかし，実際に *K. pneumoniae* に対する ABPC の MIC を測定してみると，まれに「感性」の基準を満たす場合がありますが，その結果を薬剤感受性結果として報告してしまうと，*K. pneumoniae* 感染症において CTRX から ABPC に狭域化するといった誤った治療につながりかねません．

このように**内因性耐性を有する細菌について，どのように薬剤感受性が報告されているかを確認することは非常に重要**です．ぜひ自施設の細菌検査室あるいは外注検査会社に *E. coli* や *K. pneumoniae* 感受性結果がどのように報告されているかを確認してみてください．

なお，本例では狭域化および抗緑膿菌薬の温存の観点から，シンプルに ② CEZ への狭域化が推奨されます．

抗菌薬一口メモ

■ 内因性耐性

内因性耐性とは，菌がもつ固有の，または先天的な（獲得されたものではない）抗菌薬耐性と定義されます．つまり，もともと感受性であった菌の突然変異による耐性化や，プラスミド性に耐性遺伝子を獲得し耐性化したという後天的な耐性化とは機序が異なります（プラスミドについては p.145 参照）．

以上より，特定の菌種において内因性耐性とされる抗菌薬に対しては薬剤感受性検査を行う必要はありません．もし薬剤感受性検査を実施し，その結果 MIC 値が感性の基準を満たす場合でも，臨床的な効果は期待できないことから「感性」として報告しないよう注意が必要です．

代表的な腸内細菌科細菌と内因性耐性を提示しますので，ぜひ覚えておきましょう．

	ABPC	CVA/AMPC	SBT/ABPC	CEZ	CMZ
Citrobacter freundii	R	R	R	R	R
Citrobacter koseri	R	—	—	—	—
Enterobacter cloacae complex	R	R	R	R	R
Escherichia coli	—	—	—	—	—
Klebsiella (Enterobacter) aerogenes	R	R	R	R	R
Klebsiella pneumoniae	R	—	—	—	—
Serratia marcescens	R	R	R	R	R

まとめ

内因性耐性について理解する

症例 **29**

★ ★ ★

- **患者**：50歳，男性
  既往歴：胆石.
  現病歴：7日前より発熱，右側腹部痛が出現したため，当院を受診. 腹部超音波検査および腹部造影CTにて，胆管炎および肝膿瘍と診断した. 血液培養と膿検体を提出したのち，CTX（セフォタキシム）による点滴治療を開始し，7日間の治療で緩やかに改善傾向である.
- **診断**：胆管炎，肝膿瘍

▌膿検査結果

塗抹結果		
	グラム	
	陽性	陰性
球菌	–	–
桿菌	–	3+
WBC：2+		
培養結果		
Klebsiella pneumoniae		

▌血液培養結果

陰性

▌薬剤感受性結果（膿）

薬剤名	MIC	CLSI
TAZ/PIPC（タゾバクタム・ピペラシリン/ゾシン）	≦4	S
CEZ（セファゾリン/セファメジン）	≦0.5	S
CMZ（セフメタゾール/セフメタゾン）	≦2	S
CTX（セフォタキシム/セフォタックス）	≦0.5	S
CPDX-PR（セフポドキシムプロキセチル/バナン）	≦0.5	S
CFPM（セフェピム/マキシピーム）	≦1	S
MEPM（メロペネム/メロペン）	≦0.5	S
IPM/CS（イミペネム・シラスタチン/チエナム）	≦0.5	S
GM（ゲンタマイシン/ゲンタシン）	≦1	S
CPFX（シプロフロキサシン/シプロキサン）	<0.06	S
ST（スルファメトキサゾール・トリメトプリム/バクタ）	≦0.25	S

問題

CTX点滴静注により臨床経過が改善しているが，今後処方すべき抗菌薬としてどの抗菌薬が適切か？（複数回答可）

選択肢：
① TAZ/PIPC（タゾバクタム・ピペラシリン） ② CEZ（セファゾリン）
③ CTX 継続 ④ GM（ゲンタマイシン）
⑤ CPFX（シプロフロキサシン）

解説は次ページ☞

Ⅱ　実践編

K. pneumoniae(2)

症例 29

正解 ② CEZ または
③ CTX 継続

解説 【症例 28】に続き K. pneumoniae 感染症の事例です．

ここで問題となるのは感染臓器です．【症例 28】のような**単純性尿路感染症では，輸液負荷や飲水により尿量が増えると起炎菌は体外に排出されやすくなりますが，肝膿瘍の場合には起炎菌が排除されるまでに時間を要することから source control，つまり膿瘍ドレナージを行うことが重要**となります．

では，抗菌薬に関しては【症例 28】と同様，CEZ への狭域化を行うことは可能でしょうか．**ここで注意すべき点は「inoculum effect」の問題**です（抗菌薬一口メモ参照）．薬剤感受性検査を行う場合には，一定の濃度に調製した菌液を用いて，各抗菌薬に対する MIC を測定しますが，接種菌量が多くなると MIC が高くなることがあります．したがって，本例のような膿瘍性病変では，通常の薬剤感受性結果が感性であっても，感染部位の菌量が多いために MIC が上昇し，治療効果が低下する可能性があります．

以上より，本例では，CEZ よりも inoculum effect を起こしにくいとされる CTX を継続するか，あるいは CEZ へ狭域化する場合でもより慎重な経過観察が重要と考えられます．

抗菌薬一口メモ

■ inoculum effect

inoculum effect は，抗菌薬の効果が感染巣の細菌量に影響を受けるとするもので，*in vitro* で検証されているものの臨床的には証明が困難な現象です．inoculum effect は，低次のセファロスポリン系（CEZ）や ABPC（アンピシリン）が影響を受けやすく，第三世代以上のセファロスポリン系やカルバペネム系は影響を受けにくいといわれています．MSSA では菌血症，感染性心内膜炎，人工関節感染，また K. pneumoniae では肝膿瘍（多発膿瘍）での報告があり，いずれも感染巣の細菌量のコントロールが不十分なケースが該当しています．近年，MSSA では CEZ の高用量（6 g/日以上）投与や持続点滴が inoculum effect に対して効果的であったとの報告がなされており，今後のさらなる検証が期待されます．

まとめ
感染巣の菌量が多い場合には，inoculum effect を念頭においた抗菌薬選択が必要な場合もある

症例 30

- **患者**：68歳，男性
  既往歴：脳梗塞，神経因性膀胱（尿道カテーテル留置中）．
  現病歴：上記疾患のため入院中の患者．3日前より発熱，右側腹部痛が出現した．複雑性尿路感染症を疑い，血液培養と尿培養を提出したのち，TAZ/PIPC（タゾバクタム・ピペラシリン）による点滴治療を開始した．現在の経過は良好である．なお血液培養でも尿培養と同一菌が陽性となった．
- **診断**：複雑性尿路感染症，菌血症

■ 尿検査結果

塗抹結果		
	グラム	
	陽性	陰性
球菌	–	–
桿菌	–	3+
WBC：2+		
培養結果		
Serratia marcescens		

■ 薬剤感受性結果（尿・血液）

薬剤名	MIC	CLSI
TAZ/PIPC（タゾバクタム・ピペラシリン/ゾシン）	≦4	S
CTX（セフォタキシム/セフォタックス）	≦0.5	S
CAZ（セフタジジム/モダシン）	≦1	S
CFPM（セフェピム/マキシピーム）	≦1	S
AZT（アズトレオナム/アザクタム）	≦1	S
MEPM（メロペネム/メロペン）	≦0.25	S
IPM/CS（イミペネム・シラスタチン/チエナム）	0.5	S
AMK（アミカシン）	≦2	S
GM（ゲンタマイシン/ゲンタシン）	≦1	S
CPFX（シプロフロキサシン/シプロキサン）	0.25	S
ST（スルファメトキサゾール・トリメトプリム/バクタ）	≦0.25	S

問題

TAZ/PIPC点滴静注により臨床経過が著明に改善したため，ほかの点滴抗菌薬への狭域化を検討する場合，どの抗菌薬が適切か？

選択肢：
① TAZ/PIPC継続
② CTX（セフォタキシム）
③ AZT（アズトレオナム）
④ GM（ゲンタマイシン）
⑤ ST（スルファメトキサゾール・トリメトプリム）合剤

解説は次ページ☞

Ⅱ 実践編　069

S. marcescens (1)

症例 30

正解 ② CTX

解説 尿路感染症の症例でも，単純性尿路感染症と複雑性尿路感染症では起炎菌が大幅に異なります．特に本例のように**尿道留置カテーテルが挿入されている場合には** *P. aeruginosa*（緑膿菌）や *Serratia* 属などが起炎菌となる頻度が高く，本例では経験的治療として TAZ/PIPC が開始されています．

次に尿検体のグラム染色像をみてみましょう．尿道カテーテルから尿検体を採取した場合には，カテーテル内に定着した菌を誤って起炎菌と判断してしまい，治療を行うケースがみられます．したがって，そのような場合には，**グラム染色像で尿中の白血球の有無を確認することのほか，臨床症状や診察所見が尿路感染症に合致するかを検討する必要があります．**

本例では尿のグラム染色像にて，グラム陰性桿菌および白血球を多数認めることや，典型的な臨床症状を有することから，*S. marcescens* による複雑性尿路感染症と判断されます．

では，次に抗菌薬について考えてみましょう．臨床経過が良好であり抗菌薬の狭域化は可能と判断されます．そこで薬剤感受性結果をみてみるとすべての抗菌薬が感性ですが，*P. aeruginosa* をカバーする薬剤の温存を考えると，AZT，CAZ，CPFX などは温存し，**CTX または ST 合剤が候補となります**．しかし ST 合剤は，CTX に比べ骨髄抑制や高カリウム血症などの副作用を生じることが多く，本例では ② CTX を正解としました．

抗菌薬一口メモ

■ CTX と CTRX の違い

第三世代セファロスポリン系抗菌薬である CTX と CTRX（セフトリアキソン）は，抗菌スペクトラムも同等ですが，その薬物動態的特徴は大きく異なります．特に消失半減期は CTX と CTRX が，それぞれ約 1 時間と約 11 時間，また代謝排泄経路も CTX は主に腎排泄，CTRX は肝排泄です．投与後の血中濃度を維持するためには，消失半減期の短い CTX は，1 日 3 回または 4 回投与が必要となりますが，半減期の長い CTRX は 1 日 1 回，または 2 回の投与で効果が期待できます．

腸内細菌科細菌（*E. coli*，*Klebsiella* 属，*Enterobacter* 属，*Serratia* 属など）に対する感染症治療で狭域化を行う場合には，緑膿菌に有効な薬剤を温存するため，抗菌薬に抗緑膿菌活性があるか否かが 1 つのポイントとなる

症例 31

- **患者**：50歳，男性
  既往歴：尿路結石，尿路感染症，（慢性腎臓病）．
  現病歴：3日前より発熱と右側腹部痛が出現したため，当院を受診した．精査の結果，右尿管結石，複雑性尿路感染症，右水腎症と診断された．血液培養と尿培養を提出したのち，TAZ/PIPC（タゾバクタム・ピペラシリン）による点滴治療を開始したが，その後，尿路結石は自然に排出され，現在は水腎症も改善しており，経過は良好である．なお血液培養でも尿培養と同一菌が陽性となった．
- **診断**：複雑性尿路感染症，菌血症

尿検査結果

塗抹結果

	グラム	
	陽性	陰性
球菌	−	−
桿菌	−	3+
WBC：2+		

培養結果

Serratia marcescens

薬剤感受性結果（尿・血液）

薬剤名	MIC	CLSI
TAZ/PIPC（タゾバクタム・ピペラシリン/ゾシン）	≦4	S
CMZ（セフメタゾール/セフメタゾン）	16	S
CTX（セフォタキシム/セフォタックス）	≦0.5	S
CAZ（セフタジジム/モダシン）	≦1	S
CFPM（セフェピム/マキシピーム）	≦1	S
AZT（アズトレオナム/アザクタム）	≦1	S
MEPM（メロペネム/メロペン）	≦0.25	S
IPM/CS（イミペネム・シラスタチン/チエナム）	0.5	S
AMK（アミカシン）	≦2	S
GM（ゲンタマイシン/ゲンタシン）	≦1	S
CPFX（シプロフロキサシン/シプロキサン）	0.25	S
ST（スルファメトキサゾール・トリメトプリム/バクタ）	≦0.25	S

問題

TAZ/PIPC点滴静注により臨床経過が著明に改善したため，ほかの点滴抗菌薬への狭域化を検討する場合，どの抗菌薬が適切か？

選択肢：
① CMZ（セフメタゾール）
② CTX（セフォタキシム）
③ AZT（アズトレオナム）
④ GM（ゲンタマイシン）
⑤ CPFX（シプロフロキサシン）

解説は次ページ☞

S. marcescens(2)

症例 31

正解 ② CTX

解説 本例は尿路結石に起因した複雑性尿路感染症と考えられます．したがって，経験的治療としてTAZ/PIPCが開始されていますが，結石は自然排出し，臨床経過も安定していることから狭域化の実施が可能と考えられます．

そこで尿検体のグラム染色結果をみてみると，グラム陰性桿菌および白血球を多数認め，各種培養結果より S. marcescens を検出していることから，S. marcescens を起炎菌と判断することは妥当と考えられます．

次に薬剤感受性結果をみてみましょう．抗緑膿菌活性を有する抗菌薬は不要であることや，狭域化の観点から選択肢をみるとCMZが目にとまります．では，正解は①CMZで問題ないでしょうか．

【症例28】の解説でも述べたように，抗菌薬を選択する際には「内因性耐性」について理解することが重要です．米国CLSIにおいて S. marcescens は，第一～二世代セファロスポリン系抗菌薬やセファマイシン系抗菌薬に内因性耐性を有すると記載されており(⇒ p.66，抗菌薬一口メモ)，たとえ薬剤感受性結果が感性を示した場合でも臨床的にセファマイシン系抗菌薬を使用することはありません．

したがって，本来であれば薬剤感受性結果にCMZの感受性を記載すべきではありませんが，一部の医療機関では内因性耐性を有する抗菌薬についても薬剤感受性結果を記載している場合があるため，抗菌薬を処方する側もそれらについて知識をもっておくことはきわめて重要です．

なお，「SPACE(Serratia 属，Pseudomonas 属，Acinetobacter 属，Citrobacter 属，Enterobacter 属)」と呼ばれるグラム陰性桿菌は，一部の菌種を除き，第一～二世代セファロスポリン系抗菌薬やセファマイシン系抗菌薬に耐性のことが多く，一般的には第三～四世代セファロスポリン系抗菌薬が使用されます．このように抗菌薬のスペクトラムを微生物単位で理解しておけば，本例のような薬剤感受性結果に「落とし穴」がある場合でも誤りに気づくことが可能となり，適切な抗菌薬を選択できます．

本症例では抗緑膿菌活性を有するAZT，GM，CPFXを温存し，②CTXを正解としました．

抗菌薬一口メモ

■ セファロスポリン系抗菌薬(CAZ)に関する世代分類の落とし穴

代表的な第三世代セファロスポリン系抗菌薬には，CTX，CTRX(セフトリアキソン)，CAZ(セフタジジム)があります．これらは同じ開発世代に分類されますが，そのターゲットは大きく異なります．CTXとCTRXは，βラクタマーゼに対する安定と抗菌活性の強化などを目指して開発されましたが，緑膿菌に対する抗菌活性はありません．一方CAZは，βラクタマーゼに対する安定と外膜透過性を高めることで，抗緑膿菌作用を有するセファロスポリン系抗菌薬として開発されました．しかしCAZは強い抗緑膿菌活性と引き換えに，CTXとCTRXが有するグラム陽性菌への抗菌活性が乏しいという特徴があります．

まとめ 各抗菌薬の基本的な抗菌スペクトラムを菌種レベルで理解しておくことは，抗菌薬を適切に選択するための重要な要素となる(内因性耐性の理解)

症例 32

- **患者**：68歳，男性
  既往歴：前立腺肥大，尿路感染症．
  現病歴：4日前に発熱，下腹部痛，腰痛が出現したため，当院を受診した．血液培養と尿培養を提出したのち，CTRX（セフトリアキソン）による点滴治療を開始した．現在，臨床症状は著明に改善している．
- **診断**：複雑性尿路感染症

尿検査結果

塗抹結果

	グラム陽性	グラム陰性
球菌	−	−
桿菌	−	3+

WBC：2+

培養結果

Enterobacter cloacae

血液培養結果

陰性

薬剤感受性結果（尿）

薬剤名	MIC	CLSI
TAZ/PIPC（タゾバクタム・ピペラシリン/ゾシン）	≦4	S
CTX（セフォタキシム/セフォタックス）	≦0.5	S
CAZ（セフタジジム/モダシン）	≦1	S
CFPM（セフェピム/マキシピーム）	≦1	S
AZT（アズトレオナム/アザクタム）	≦1	S
MEPM（メロペネム/メロペン）	≦0.25	S
IPM/CS（イミペネム・シラスタチン/チエナム）	0.5	S
AMK（アミカシン）	≦2	S
GM（ゲンタマイシン/ゲンタシン）	≦1	S
CPFX（シプロフロキサシン/シプロキサン）	0.25	S
ST（スルファメトキサゾール・トリメトプリム/バクタ）	≦0.25	S

問題

CTRX点滴静注により臨床経過が著明に改善したため，ほかの点滴抗菌薬への狭域化を検討する場合，どの抗菌薬が適切か？

選択肢：
① TAZ/PIPC（タゾバクタム・ピペラシリン）
② CTRX 継続
③ AZT（アズトレオナム）
④ GM（ゲンタマイシン）
⑤ ST（スルファメトキサゾール・トリメトプリム）合剤

E. cloacae (1)

症例 32

正解 ② CTRX 継続

解説 前立腺肥大に伴う尿路感染の既往がある症例です．起炎菌は E. cloacae と考えられるため，薬剤感受性結果を確認してみましょう．

E. cloacae は，**第一～二世代セファロスポリン系抗菌薬やセファマイシン系抗菌薬に内因性耐性を有する**ことから，薬剤感受性結果には CEZ（セファゾリン）や CMZ（セフメタゾール）の記載がありません．したがって，セファロスポリン系抗菌薬では CTX，CAZ，CFPM の薬剤感受性結果が記載されており，いずれも感性を示しています．**本例では緑膿菌のカバーは不要であることや，臨床経過が良好で治療期間も 7～14 日間程度で終了可能と推測されることから，CTX が最も適している**と考えられます．

では，CTX が感性であれば CTRX も使用することは可能でしょうか．米国 CLSI の薬剤感受性基準では，**CTX と CTRX は同一欄に記載されており，感性，耐性を決める基準についても全く同様**となっています．したがって，CTX が感性であれば CTRX を本例に使用することは可能と判断されます．ただし，米国 CLSI のコメント欄には，薬剤感受性は CTX 1 回 1 g，1 日 3 回または CTRX 1 回 1 g，1 日 1 回での使用を前提とする旨の記載があることから，本例においても基本的には CTRX は 1 回 1 g，1 日 1 回の投与が推奨されます．

なお ST 合剤は，副作用の観点から第一選択としてはやや不向きですが，経口抗菌薬への変更が必要な場合には使用が考慮されます．

抗菌薬一口メモ

■ βラクタム系抗菌薬の長時間点滴

βラクタム系抗菌薬の効果は，細菌の MIC を超えている時間（time above MIC）に影響を受けます．効果的に使用するためには，できるだけ細菌の MIC 以下となる時間を作らないことが重要になることから，十分な投与回数が必要になります．またほかの手段として，持続点滴や長時間点滴のように点滴時間を延長して濃度を維持することも可能です．しかし，溶解後の安定性が悪い抗菌薬もあるため注意が必要です．

薬剤感受性結果に抗菌薬の記載がない場合でも，ほかの薬剤感受性結果から感受性を推測することが可能な場合がある

症例 33

★★☆

- **患者**：68歳，男性
  既往歴：前立腺肥大，尿路感染症．
  現病歴：4日前に発熱，右背部痛，腰痛が出現したため，当院を受診した．腹部超音波検査では右腎に3cm大の腎膿瘍を認めたが，ドレナージの実施は見送られ，保存的治療を実施することとなった．血液培養と尿培養を提出したのち，TAZ/PIPC（タゾバクタム・ピペラシリン）による点滴治療を開始．現在，臨床症状は徐々に改善している．なお血液培養でも尿培養と同一菌が陽性となった．
- **診断**：複雑性尿路感染症，腎膿瘍，菌血症

尿検査結果

塗抹結果

	グラム	
	陽性	陰性
球菌	−	−
桿菌	−	3+

WBC：2+

培養結果

Enterobacter cloacae

薬剤感受性結果（尿・血液）

薬剤名	MIC	CLSI
TAZ/PIPC（タゾバクタム・ピペラシリン/ゾシン）	≦4	S
CTX（セフォタキシム/セフォタックス）	≦0.5	S
CAZ（セフタジジム/モダシン）	≦1	S
CFPM（セフェピム/マキシピーム）	≦1	S
AZT（アズトレオナム/アザクタム）	≦1	S
MEPM（メロペネム/メロペン）	≦0.25	S
IPM/CS（イミペネム・シラスタチン/チエナム）	0.5	S
AMK（アミカシン）	≦2	S
GM（ゲンタマイシン/ゲンタシン）	≦1	S
CPFX（シプロフロキサシン/シプロキサン）	0.25	S
ST（スルファメトキサゾール・トリメトプリム/バクタ）	≦0.25	S

問題

TAZ/PIPC点滴静注により臨床経過が徐々に改善したため，ほかの点滴抗菌薬への狭域化を検討する場合，どの抗菌薬が適切か？

選択肢：
① CTX（セフォタキシム）　　② CAZ（セフタジジム）
③ CFPM（セフェピム）　　　④ CPFX（シプロフロキサシン）
⑤ ST（スルファメトキサゾール・トリメトプリム）合剤

解説は次ページ☞

II 実践編　075

症例 33

正解 ③ CFPM

解説 【症例29】では膿瘍性病変を治療する際の「inoculum effect」について説明しましたが（⇒ p.68），本例では同じ膿瘍でも異なる観点からの抗菌薬選択が必要です．

膿瘍に対する治療では，ドレナージが可能か否かを判断することや，感受性を有する抗菌薬を必要量・十分な期間投与することがきわめて重要であり，本例においても最低2〜3週間の抗菌薬治療が考慮されます．しかし，その際の抗菌薬選択には注意が必要です．

Enterobacter cloacae は AmpC 型 β ラクタマーゼを産生する遺伝子を染色体上に有していますが，抗菌薬曝露などをきっかけにその産生量が増加すると，当初は感性であったセファロスポリン系抗菌薬が数日のうちに耐性となることがあります（⇒ p.138）．したがって，本例でも，受診した際に検出された *E. cloacae* は CTX に感性を示していますが，腎膿瘍に対し長期間 CTX 投与を続けていると，AmpC 型 β ラクタマーゼの産生が増加し，急速に耐性化する可能性があります．

以上のことから，AmpC 型 β ラクタマーゼ産生菌による感染症，かつ長期間の治療が必要とされる場合には，AmpC 型 β ラクタマーゼに対し安定性の高い第四世代セファロスポリン系抗菌薬またはカルバペネム系抗菌薬の使用が推奨されます．

なお β ラクタム系抗菌薬で効果が乏しい場合や経口剤への変更を行う場合には，ST 合剤または CPFX の使用が検討されます．

抗菌薬一口メモ

■ 主な AmpC 型 β ラクタマーゼ産生菌

染色体性に AmpC 型 β ラクタマーゼ産生遺伝子を有する細菌としては *Enterobacter* spp., *Serratia* spp., *Citrobacter* spp. があります．ただし，*Citrobacter koseri* は AmpC 型 β ラクタマーゼの産生量が乏しいことから，第一世代セファロスポリン系抗菌薬に感性を示すこともあり，臨床的にも使用可能とされています〔【症例28】抗菌薬一口メモ参照（⇒ p.66）〕．

AmpC 型 β ラクタマーゼ産生菌に対する治療では，抗菌薬投与後の急速な耐性化に要注意

症例 34

★★★ ☑ ☐

- **患者**：68歳，男性
  既往歴：前立腺肥大，肺炎（過去にカルバペネム系抗菌薬での治療歴あり），慢性腎臓病.
  現病歴：4日前に発熱，下腹部痛，腰痛が出現したため，当院を受診した．血液培養と尿培養を提出したのち，CTRX（セフトリアキソン）による点滴治療を開始したが，現在も症状は遷延している．なお，腹部超音波検査の結果，水腎症や腎膿瘍は認めない.
- **診断**：複雑性尿路感染症

尿検査結果

塗抹結果		
	グラム	
	陽性	陰性
球菌	−	−
桿菌	−	3+
WBC：2+		
培養結果		
Enterobacter cloacae（CRE）		

血液培養結果

陰性

薬剤感受性結果（尿）

薬剤名	MIC	CLSI
TAZ/PIPC（タゾバクタム・ピペラシリン/ゾシン）	16	S
CMZ（セフメタゾール/セフメタゾン）	>64	R
CTX（セフォタキシム/セフォタックス）	≦0.5	S
CAZ（セフタジジム/モダシン）	≦1	S
CFPM（セフェピム/マキシピーム）	≦1	S
AZT（アズトレオナム/アザクタム）	≦1	S
MEPM（メロペネム/メロペン）	≦0.25	S
IPM/CS（イミペネム・シラスタチン/チエナム）	2	I
AMK（アミカシン）	≦2	S
GM（ゲンタマイシン/ゲンタシン）	≦1	S
CPFX（シプロフロキサシン/シプロキサン）	≦0.06	S
ST（スルファメトキサゾール・トリメトプリム/バクタ）	≦0.25	S

modified CIM 試験

陰性

問題

CTRX点滴静注を開始しているが症状の改善がなく，ほかの抗菌薬に変更する場合，どの抗菌薬が適切か？

選択肢：
① CAZ（セフタジジム）　　　　② CFPM（セフェピム）
③ MEPM（メロペネム）　　　　④ GM（ゲンタマイシン）
⑤ ST（スルファメトキサゾール・トリメトプリム）合剤

解説は次ページ☞

Ⅱ　実践編

E. cloacae (3) CRE

症例 34

正解 ② CFPM

解説 薬剤感受性結果をみると，E. cloacae は一見感受性が良好にみえますが，ここで重要な点はカルバペネム系抗菌薬に対する薬剤感受性結果です．**本例ではMEPMが感性となっていますが，IPM/CSのMIC値は2 μg/mL（CLSI：I），かつCMZのMIC値が64 μg/mL超となっています**．よって本例は感染症法のカルバペネム耐性腸内細菌科細菌（CRE：carbapenem-resistant Enterobacteriaceae）の基準（表）を満たしていることから，CREによる複雑性尿路感染症と判断されます．さらに，保菌ではなく感染症を発症していることから，5類感染症として7日以内に届出が必要です．

では，本例での治療薬選択の際，どのような点に注意する必要があるでしょうか．**CREに対する抗菌薬の選択の際には，耐性が生じる機序を十分理解することが重要**です．CREは大きく分けて，カルバペネマーゼ産生菌（CPE：carbapenemase-producing Enterobacteriaceae）と非産生菌（non-CPE：non-carbapenemase-producing Enterobacteriaceae）に分類されます．CPEでは，**薬剤感受性結果が感性の抗菌薬でも臨床的に無効な場合があることや，耐性遺伝子がプラスミドを介して他菌に広がる可能性があること，さらにいったん腸管内に定着すると除菌が困難となることもあり，治療上および感染対策上，非常に大きな問題**となります．

一方で，non-CPEでは，種々の耐性機序が複合してCRE基準を満たしていることが多く，耐性菌として感染対策を検討する必要はあるものの，治療薬の選択については薬剤感受性結果を参考に治療を行うことがおおむね可能です．

表 感染症法のカルバペネム耐性腸内細菌科細菌届出基準

検体材料	検査方法（ディスク法除く）
無菌検体	① MEPMのMIC値が2 μg/mL以上 または ② IPM/CSのMIC値が2 μg/mL以上かつCMZのMIC値が64 μg/mL以上
喀痰，膿，尿，その他の通常無菌的ではない検体	上記の条件に加え，保菌ではなく起炎菌と判定されること

本例の耐性機序は，modified CIM試験*が陰性であることからCPEの可能性は低く，E. cloacae のAmpC型βラクタマーゼ産生（【症例33】参照）に伴ってCMZのMIC値が上昇し，またカルバペネム系抗菌薬の外膜（ポーリン孔）通過障害によりIPM/CSのMIC値が上昇した可能性が疑われます．

以上より，本例では，MEPMは感性であるもののカルバペネム系抗菌薬の使用は避け，さらにCTRX投与による治療で臨床経過が改善していないことから，AmpC型βラクタマーゼに対し安定性の高いCFPM（第四世代セファロスポリン系抗菌薬）の使用が考えられます．なおGMとST合剤も感性（S）と判定されていますが，慢性腎臓病の既往があることから第一選択とはなりません．

抗菌薬一口メモ

■ **カルバペネマーゼ産生菌に対する治療薬**
現在のところ，カルバペネマーゼ産生菌への治療薬にはCL（コリスチン）やTGC（チゲサイクリン）しか選択肢がありません．CLは殺菌的な作用を示す抗菌薬ですが，腎毒性が強く現れる特徴があります．TGCは静菌的な作用を示す抗菌薬で，重症感染症での死亡率が高く，緑膿菌に対する抗菌力もありません．

まとめ

CREでは，① カルバペネマーゼ産生菌か非産生菌か，② 耐性機序，を十分理解したうえで抗菌薬を選択することが重要

*modified CIM試験：腸内細菌科細菌および緑膿菌においてカルバペネマーゼを産生する菌株か否かを確認する方法．

症例 35

★★★

- **患者**：80歳，男性
  既往歴：脳梗塞のため長期療養型施設に入院中．経管栄養を実施．
  現病歴：4日前に発熱，下腹部痛，腰痛が出現したため，当院を受診した．血液培養と尿培養を提出したのち，CTRX（セフトリアキソン）による点滴治療を開始した．現在，症状は遷延している．なお，腹部超音波検査の結果，水腎症や腎膿瘍は認めない．
- **診断**：複雑性尿路感染症

尿検査結果

塗抹結果

	グラム	
	陽性	陰性
球菌	−	−
桿菌	−	3+

WBC：2+

培養結果

Escherichia coli

血液培養結果

陰性

薬剤感受性結果（尿）

薬剤名	MIC	CLSI
ABPC（アンピシリン/ビクシリン）	>32	R
TAZ/PIPC（タゾバクタム・ピペラシリン/ゾシン）	≦4	S
CEZ（セファゾリン/セファメジン）	>16	R
CMZ（セフメタゾール/セフメタゾン）	>64	R
CTX（セフォタキシム/セフォタックス）	>16	R
CPDX-PR（セフポドキシムプロキセチル/バナン）	>16	R
CFPM（セフェピム/マキシピーム）	≦1	S
MEPM（メロペネム/メロペン）	4	R
IPM/CS（イミペネム・シラスタチン/チエナム）	1	S
GM（ゲンタマイシン/ゲンタシン）	≦1	S
CPFX（シプロフロキサシン/シプロキサン）	>8	R
ST（スルファメトキサゾール・トリメトプリム/バクタ）	≦0.25	S

ESBL 確認試験

陰性

modified CIM 試験

陽性

問題

CTRX 点滴静注を開始しているが症状の改善がなく，ほかの抗菌薬に変更する場合，どの抗菌薬が適切か？

選択肢：
① TAZ/PIPC（タゾバクタム・ピペラシリン）　② CFPM（セフェピム）
③ IPM/CS（イミペネム・シラスタチン）　④ GM（ゲンタマイシン）
⑤ 専門医にコンサルト

E. coli ⑤ CPE ①

症例 35

正解 ⑤ 専門医にコンサルト

解説 E. coli 複雑性尿路感染症の症例です．【症例34】に類似していますが，本例も CRE（カルバペネム耐性腸内細菌科細菌）の基準を満たしています（MEPM：MIC＝4）．

さらに modified CIM 試験が陽性であることから，CRE のなかでもカルバペネマーゼ産生菌の可能性が高いものと考えられます．なおカルバペネマーゼはさらに KPC 型，IMP 型，NDM 型，OXA 型など種々の酵素型に分類されますが，詳細な解析は一般病院で実施されていることは少なく，専門研究機関や大学病院などでの遺伝子解析が必要となります．

治療に関しては，薬剤感受性結果をみると感性を示す薬剤がいくつかあることから，それらによる単剤治療あるいは併用療法が頭に思い浮かぶかもしれません．しかし，CPE（カルバペネマーゼ産生腸内細菌科細菌）に対する治療の際には，感性を示す薬剤を投与しても臨床効果が乏しいことや，逆に耐性と判定されても MIC 値がそれほど高くなければ他剤との併用により臨床効果を示すことがあります．そのほか，感染病巣，カルバペネマーゼの種類など，個々の状況により選択すべき薬剤を検討する必要があることから，このような事例では早急に ICT（infection control team）や感染症専門医に感染対策および治療について相談したほうがよいでしょう．以上より本問の正解は ⑤ の専門医にコンサルトとしました．今後は TGC（チゲサイクリン）あるいは CL（コリスチン）を含む併用療法が検討されます．

なお本例は，カルバペネマーゼの酵素型解析を外部専門機関に依頼し，IMP-1 型と判明しましたが，カルバペネマーゼの種類によっては MEPM と IPM/CS の感受性が大きく異なる場合があることから，**自施設ではどのような抗菌薬を用いて CRE を検出しているかを確認することは重要**です．本例では，MEPM と IPM/CS の薬剤感受性検査をともに実施していたために CRE と判明しましたが，もし IPM/CS しか薬剤感受性検査を実施していなかった場合は，CRE の届出基準を満たさないために，第三世代セファロスポリン抗菌薬耐性大腸菌と報告されていた可能性もあります．

抗菌薬一口メモ

■ CL の併用療法

CL による治療では，効果の向上や耐性化防止の観点から併用療法が検討されています．併用薬には，カルバペネム系抗菌薬やアミノグリコシド系抗菌薬が検討されており，相乗効果を示すとした報告がある一方で，その効果や予後に関して優越性を示さなかったとする報告もあります．CL の用法に関しても，日本の添付文書と欧州医薬品庁（EMA）や米国食品医薬品局（FDA）の指針が異なることもあり，海外で用いられる併用療法をそのまま利用できない問題もあります．日本化学療法学会のホームページに「コリスチンの適正使用に関する指針」が公開されていますので，治療の際には確認してください．

まとめ

カルバペネム系抗菌薬に感受性を有する CRE も存在することから，CRE 検出のプロセスを微生物検査室に確認しておくことはきわめて重要

症例 36

★★★ ☑ ☐

- **患者**：70歳，男性
  既往歴：脳梗塞のため長期療養型施設入院中．経管栄養を実施．
  現病歴：4日前に発熱，下腹部痛，腰痛が出現したため，当院を受診した．血液培養と尿培養を提出したのち，CTRX（セフトリアキソン）による点滴治療を開始した．現在，症状は遷延している．なお，腹部超音波検査の結果，水腎症や腎膿瘍は認めない．
- **診断**：複雑性尿路感染症

尿検査結果

塗抹結果		
	グラム	
	陽性	陰性
球菌	−	−
桿菌	−	3+
WBC：2+		
培養結果		
Escherichia coli		

血液培養結果

陰性

薬剤感受性結果（尿）

薬剤名	MIC	CLSI
ABPC（アンピシリン/ビクシリン）	>32	R
TAZ/PIPC（タゾバクタム・ピペラシリン/ゾシン）	≦4	S
CEZ（セファゾリン/セファメジン）	>16	R
CMZ（セフメタゾール/セフメタゾン）	32	I
CTX（セフォタキシム/セフォタックス）	>16	R
CPDX-PR（セフポドキシムプロキセチル/バナン）	>16	R
CFPM（セフェピム/マキシピーム）	≦1	S
MEPM（メロペネム/メロペン）	0.5	S
IPM/CS（イミペネム・シラスタチン/チエナム）	1	S
GM（ゲンタマイシン/ゲンタシン）	≦1	S
CPFX（シプロフロキサシン/シプロキサン）	>8	R
ST（スルファメトキサゾール・トリメトプリム/バクタ）	≦0.25	S

ESBL 確認試験

陰性

modified CIM 試験

陽性

問題

CTRX 点滴静注を開始しているが症状の改善がなく，ほかの抗菌薬に変更する場合，どの抗菌薬が適切か？

選択肢：
① TAZ/PIPC（タゾバクタム・ピペラシリン）　② CFPM（セフェピム）
③ IPM/CS（イミペネム・シラスタチン）　④ GM（ゲンタマイシン）
⑤ 専門医にコンサルト

解説は次ページ☞

E. coli ⑥ CPE ②

症例 36

正解 ⑤ 専門医にコンサルト

解説 本例は【症例35】とほぼ同様の経過ですが、薬剤感受性結果が若干異なっています。MEPM, CMZ および IPM/CS の MIC 値がそれぞれ 0.5, 32, 1 μg/mL であるため、感染症法の CRE（カルバペネム耐性腸内細菌科細菌）の基準（p.78 の表）は満たしていません。

では、本例は臨床上特に問題はないでしょうか。ここでは CRE と CPE（カルバペネマーゼ産生腸内細菌科細菌）について、もう少し詳しく説明します。まず、わが国の感染症法における CRE とは、上記のとおり MEPM, IPM/CS, CMZ の MIC 値を用いて規定されるものです。そのなかにはカルバペネマーゼを産生するもののほか（図の②）、種々の耐性機序が複合的に生じることにより基準を満たすものもあります（図の①）。一方で、**世界的に問題となっているのは CPE であり、そのなかには厚生労働省の CRE の基準を満たすもののほか（図の②）、カルバペネマーゼ産生遺伝子を有しているものの届出基準を満たしてはいない菌株も存在します（図の③）。この場合には、たとえ MEPM や IPM/CS の薬剤感受性結果が感性でも、臨床的に有効性を示さないこともあるため、注意が必要です。また、図の③（CPE であるが CRE ではない）の場合は、薬剤感受性結果だけで見つけ出すことはできないことから感染対策上も大きな問題**となっています。

本例は、厳密には CRE の基準を満たしていませんが、担当スタッフが modified CIM 試験を実施したところ、陽性であったことから CPE

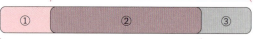

図 CPE と CRE の基準
① 厚生労働省の CRE の基準を満たすが CPE ではないもの
② 感染症法の CRE でかつ CPE であるもの
③ CRE の基準を満たさないが CPE であるもの

と診断されました。したがって、治療については専門医に相談するほか、別途カルバペネマーゼの酵素型解析の実施が望まれます。

抗菌薬一口メモ

■ **カルバペネマーゼ産生菌に対する新しい治療薬**

カルバペネマーゼの活性を阻害する新しい β ラクタマーゼ阻害薬として、avibactam があります。現在、わが国でも CAZ（セフタジジム）との合剤として治験が進んでいます（米国では Avycaz として 2015 年から臨床使用）。ほかにも 2017 年に KPC 型を阻害する vaborbactam が MEPM との合剤として、FDA より認可（Vabomere）されています。しかし、avibactam や vaborbactam は、日本を含むアジア地域で検出されるカルバペネマーゼである IMP 型や NDM 型には効果がありません。カルバペネマーゼ産生菌の治療に関しては、まずは感染症を専門とする医師への相談が大切です。

まとめ 厚生労働省の CRE 基準を満たさない CPE に関しては、薬剤感受性結果から CPE を検出することが困難

症例 37

 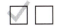

- **患者**：70歳，男性
  既往歴：気管支拡張症，肺炎．
  現病歴：4日前より発熱，喀痰，咳嗽が出現したため，当院を受診．胸部X線検査およびCT検査により細菌性肺炎と診断した．血液培養と喀痰検査を実施したのち，入院のうえ，CTRX（セフトリアキソン）による治療を開始した．脱水あり．SpO_2は94％，意識清明，血圧低下なし．なお，入院後も自覚症状は遷延している．
- **診断**：細菌性肺炎（A-DROP：2点）

■ 喀痰検査結果

Miller & Jones 分類：P3
Geckler 分類：5群

塗抹結果		
	グラム	
	陽性	陰性
球菌	—	—
桿菌	—	3+
培養結果		
口腔内常在菌 *Pseudomonas aeruginosa*		

■ 血液培養結果

陰性

■ 薬剤感受性結果（喀痰）

薬剤名	MIC	CLSI
PIPC（ピペラシリン/ペントシリン）	8	S
TAZ/PIPC（タゾバクタム・ピペラシリン/ゾシン）	8	S
CAZ（セフタジジム/モダシン）	2	S
CFPM（セフェピム/マキシピーム）	2	S
AZT（アズトレオナム/アザクタム）	8	S
MEPM（メロペネム/メロペン）	≦0.5	S
IPM/CS（イミペネム・シラスタチン/チエナム）	≦0.5	S
AMK（アミカシン）	≦2	S
GM（ゲンタマイシン/ゲンタシン）	≦1	S
LVFX（レボフロキサシン/クラビット）	≦0.5	S
CPFX（シプロフロキサシン/シプロキサン）	≦0.5	S

問題

CTRX点滴静注を開始しているが症状の改善がなく，ほかの抗菌薬に変更する場合，どの抗菌薬が適切か？（複数回答可）

選択肢：
① PIPC（ピペラシリン）　　② CAZ（セフタジジム）
③ AZT（アズトレオナム）　　④ GM（ゲンタマイシン）
⑤ CPFX（シプロフロキサシン）

P. aeruginosa(1)

症例 37

正解 ① PIPC または ② CAZ

解説 気管支拡張症をベースとした肺炎の症例です．採取された喀痰は Miller & Jones 分類が P3 であり膿性部分が多く，Geckler 分類も 5 群ですので，検査に適した検体と考えられます．喀痰グラム染色像をみると，グラム陰性桿菌を検出したため CTRX による治療が開始されています．しかし，CTRX の効果が乏しいことや，喀痰培養にて P. aeruginosa を検出していることから，P. aeruginosa による細菌性肺炎と考えられます．

抗菌薬の選択については，膿瘍を伴わない緑膿菌肺炎であり，A-DROP* も 2 点と比較的状態も安定していることから，緑膿菌に対し抗菌活性を有する抗菌薬のなかでも β ラクタム系抗菌薬による標的治療が推奨されます．日本呼吸器学会の『成人肺炎診療ガイドライン 2017』では，**緑膿菌肺炎に対する第一選択として PIPC または TAZ/PIPC，第二選択として CAZ，CFPM，CZOP（セフォゾプラン）が推奨**されています．最適化の観点から本例では ① PIPC または ② CAZ を正解としました．

なお，β ラクタムアレルギーがある症例では，AZT やアミノグリコシド系抗菌薬の使用も考慮されます．

抗菌薬一口メモ

■ **抗菌薬投与時の電解質負荷**

多くの水溶性抗菌薬では，塩基（Na 塩）を用いて溶解後に凍結乾燥させて製剤化されています．この Na の含有量は抗菌薬により異なり，時には患者の電解質バランスに影響を与えることもあります．特に Na 含有量が多い抗菌薬には，TAZ/PIPC や FOM（ホスホマイシン）があります．TAZ/PIPC の 4.5 g 製剤には Na が 9.39 mEq（216 mg），FOM の 2 g 製剤には Na が 28.98 mEq（672 mg）含まれており，腎機能が正常であれば 1 日複数回の投与が必要になることから，投与による Na 負荷は無視できないものとなります．心不全，腎不全，高血圧などの Na 摂取制限を要する患者に投与する際には，溶解液を生理食塩液ではなく 5% ブドウ糖液にするなどの対応が必要です．

まとめ

緑膿菌肺炎の場合には，感受性を有する β ラクタム系抗菌薬の単剤治療が基本

---

*A-DROP：市中肺炎における重症度判定方法
1. **A**ge：男性 70 歳以上，女性 75 歳以上
2. **D**ehydration：BUN 21 mg/dL 以上または脱水あり
3. **R**espiration：SpO$_2$ 90% 以下（PaO$_2$ 60 Torr 以下）
4. **O**rientation：意識障害
5. **B**lood **P**ressure：血圧（収縮期）90 mmHg 以下

上記 1〜5 を，① いずれも満たさない：軽症，② 1〜2 項目該当：中等症，③ 3 項目該当：重症，④ 4〜5 項目該当：超重症．ただし，⑤ ショックがあれば 1 項目のみでも超重症とする．

症例 38

★ ★ ★ ☑ ☐

- **患者**：70歳，男性
  既往歴：気管支拡張症，肺炎.
  現病歴：4日前より発熱，喀痰，咳嗽が出現したため，当院を受診．胸部X線検査およびCT検査により細菌性肺炎と診断した．喀痰採取を行ったあと，LVFX（レボフロキサシン）内服による経験的治療を開始したが，徐々に状態が悪化してきたため入院加療となった.
- **診断**：細菌性肺炎

喀痰検査結果

Miller & Jones 分類：P3
Geckler 分類：5群

塗抹結果		
	グラム	
	陽性	陰性
球菌	－	－
桿菌	－	3+
培養結果		
口腔内常在菌 *Pseudomonas aeruginosa*		

薬剤感受性結果（喀痰）

薬剤名	MIC	CLSI
PIPC（ピペラシリン/ペントシリン）	16	S
TAZ/PIPC（タゾバクタム・ピペラシリン/ゾシン）	16	S
CAZ（セフタジジム/モダシン）	2	S
CFPM（セフェピム/マキシピーム）	2	S
AZT（アズトレオナム/アザクタム）	32	R
MEPM（メロペネム/メロペン）	≦0.5	S
IPM/CS（イミペネム・シラスタチン/チエナム）	≦0.5	S
AMK（アミカシン）	≦2	S
GM（ゲンタマイシン/ゲンタシン）	≦1	S
LVFX（レボフロキサシン/クラビット）	>16	R
CPFX（シプロフロキサシン/シプロキサン）	>16	R

問題

入院後，外来での喀痰結果を参考に抗菌薬治療を開始する場合，どの抗菌薬が適切か？（複数回答可）

選択肢：
① PIPC（ピペラシリン）　　② CAZ（セフタジジム）
③ AZT（アズトレオナム）　　④ GM（ゲンタマイシン）
⑤ CPFX（シプロフロキサシン）

解説は次ページ☞

症例 38

正解 ② CAZ 単剤，または ② CAZ と ④ GM の併用

解説 【症例 37】と同様，気管支拡張症をベースとした肺炎の症例です．本例でも喀痰検体は検査に適した検体と考えられ，さらにグラム染色でもグラム陰性桿菌を認めることから，培養検査で検出された *P. aeruginosa* を起炎菌として問題なさそうです．ただし，LVFX 耐性株であったために，経験的治療として開始したLVFX が無効であったと考えられます．

米国 CLSI の『抗菌薬感受性試験のための標準検査法 第 28 版』によれば，*P. aeruginosa* は，どの抗菌薬を使用しても治療が長引くと耐性を獲得する可能性があり，治療開始から 3～4 日後には耐性を獲得している場合もあるとしています．この点をふまえ，もう少し詳細に薬剤感受性結果をみてみましょう．

ここで注意すべき点は MIC 値です．本例では PIPC は感性(S)と判定されていますが，MIC 値をみると 16 μg/mL であり，PIPC の MIC 値が 16 μg/mL 以下で感性(S)，32～64 μg/mL で中間(I)と判断されることを考慮すると，PIPC 開始後短期間で耐性化する可能性があります．一方で，CAZ は MIC 値が 2 μg/mL であり，CAZ の MIC 値が 8 μg/mL 以下で感性(S)と判定されることを考慮すると，**感性(S)の抗菌薬のなかでも，耐性化リスクの観点からは CAZ の使用が優先**されます．

また，本例のように状態が悪化している事例では，抗菌薬の併用も検討されますが，一般的には β ラクタム系抗菌薬 2 剤の併用ではなく，**β ラクタム系抗菌薬と，アミノグリコシド系抗菌薬またはキノロン系抗菌薬の併用が推奨**されます．

なお，本例では薬剤感受性結果に MIC 値の記載があり，その値を参考として使用すべき抗菌薬を判断することが可能ですが，(S)(I)(R) の判定結果のみを報告している施設もあることから，そのような場合には自施設でどの程度まで MIC 値測定を行っているのか確認が必要です．

抗菌薬一口メモ

■ アミノグリコシド系抗菌薬の単剤治療は行わない？

アミノグリコシド系抗菌薬は，PK/PD 理論において濃度依存的な殺菌作用を示します．しかし，pH が酸性(肺炎など)や嫌気(膿瘍内など)の条件下では，十分に効果を発揮できません．そのため，アミノグリコシド系抗菌薬の単剤治療は，上記の条件を考慮する必要がない尿路感染症などに限定されます．

まとめ

緑膿菌は抗菌薬使用により急速に耐性化する可能性があり，感性と判定された抗菌薬を使用する場合でも，併用療法の実施が望ましいことがある

症例 39

- 患者：80歳, 男性
  既往歴：嚥下障害.
  現病歴：誤嚥性肺炎のため繰り返し入院歴のある患者. 2日前より発熱, 喀痰, 咳嗽が出現したため, 誤嚥性肺炎と診断. 血液培養と喀痰検査を実施したのち, MEPM（メロペネム）による点滴治療を開始した. 臨床経過は徐々に改善している.
- 診断：細菌性肺炎

喀痰検査結果

塗抹結果		
	グラム	
	陽性	陰性
球菌	3+	2+
桿菌	2+	3+
複数菌貪食像あり		
培養結果		
口腔内常在菌 *Acinetobacter baumannii*		

血液培養結果

陰性

薬剤感受性結果（喀痰）

薬剤名	MIC	CLSI
SBT/ABPC（スルバクタム・アンピシリン/ユナシン-S）	≦4	S
TAZ/PIPC（タゾバクタム・ピペラシリン/ゾシン）	≦4	S
CAZ（セフタジジム/モダシン）	≦1	S
CFPM（セフェピム/マキシピーム）	≦1	S
MEPM（メロペネム/メロペン）	≦0.5	S
IPM/CS（イミペネム・シラスタチン/チエナム）	≦0.5	S
AMK（アミカシン）	4	S
GM（ゲンタマイシン/ゲンタシン）	≦1	S
MINO（ミノサイクリン/ミノマイシン）	≦1	S
LVFX（レボフロキサシン/クラビット）	≦0.5	S
CPFX（シプロフロキサシン/シプロキサン）	≦0.5	S
ST（スルファメトキサゾール・トリメトプリム/バクタ）	≦0.25	S

問題

MEPMによる経験的治療を開始したが, ほかの点滴抗菌薬への狭域化を検討する場合, どの抗菌薬がよいか？

選択肢：
① TAZ/PIPC（タゾバクタム・ピペラシリン）
② SBT/ABPC（スルバクタム・アンピシリン）
③ CAZ（セフタジジム）　　　④ MINO（ミノサイクリン）
⑤ ST（スルファメトキサゾール・トリメトプリム）合剤

解説は次ページ☞

A. baumannii (1)

症例 39

正解 ② SBT/ABPC

解説 *A. baumannii* は環境菌の一種であり、市中肺炎の起炎菌としてはまれですが、感染対策の不備により院内肺炎の起炎菌となることもあります。本例はこれまで誤嚥性肺炎による入院歴が複数回ありますが、その際に行った喀痰吸引や内視鏡検査などの処置により *A. baumannii* が気道内に混入し、肺炎の起炎菌となった可能性も否定できません。

もう少し詳細に喀痰検査結果をみてみましょう。塗抹培養結果では口腔内常在菌および *A. baumannii* が検出され、薬剤感受性結果には *A. baumannii* に対する判定として感性(S)が並んでいます。では、この薬剤一覧のなかからどのように抗菌薬を選択すればよいでしょうか。

塗抹結果の複数菌貪食像は誤嚥性肺炎を示唆する所見と考えられ、誤嚥性肺炎はこれまでの臨床経過とも合致します。一方で、培養結果では口腔内常在菌のほか、*A. baumannii* も検出され、過去に誤嚥性肺炎の入院歴があることから起炎菌となることも十分想定されます。

以上より、誤嚥性肺炎としての治療のほか、*A. baumannii* に対する治療も必要と考えられます。幸い今回検出された *A. baumannii* は SBT/ABPC に感性(S)を示しており、本例では SBT/ABPC への狭域化が可能と考えられます〔口腔内常在菌の一部が産生する β ラクタマーゼに対しても、SBT(スルバクタム：β ラクタマーゼ阻害薬)の入った SBT/ABPC は臨床効果が期待できます〕。そのほかの薬剤はいずれも口腔内嫌気性菌へのカバーが不十分であり、誤嚥性肺炎の治療薬としても標準的でないことから、本例での適応はありません。

なお SBT/ABPC は、*A. baumannii* と同じブドウ糖非発酵グラム陰性桿菌である緑膿菌や *Stenotrophomonas maltophilia* には耐性を示しますが、*A. baumannii* に臨床的効果を示します。その機序としては、ABPC の直接効果ではなく、SBT による作用との報告もあります[1]。

文献
1) Fishbain J, et al: Treatment of Acinetobacter infections. Clin Infect Dis 51: 79-84, 2010

抗菌薬一口メモ

■ **β ラクタマーゼ阻害薬の作用機序**

β ラクタマーゼは β ラクタム環を開環することで抗菌作用を不活化します。これに対して β ラクタマーゼ阻害薬は、β ラクタマーゼと複合体を形成し、β ラクタマーゼを不可逆的に不活性化します。現在、β ラクタマーゼ阻害薬で臨床使用されているものには、CVA(クラブラン酸)、SBT、TAZ(タゾバクタム)の3剤があります。そのなかで腸管吸収率がよいものに CVA があり、AMPC との合剤として CVA/AMPC(商品名：オーグメンチン配合錠)があります。

まとめ

A. baumannii では、同じブドウ糖非発酵グラム陰性桿菌である緑膿菌とは異なり、SBT/ABPC を臨床的に使用できる場合がある

症例 40

★★★

- 患者：60歳，男性
  既往歴：間質性肺炎，慢性腎臓病．
  現病歴：間質性肺炎の急性増悪のため，人工呼吸器による呼吸管理を実施し，10日間が経過している患者．2日前より発熱，痰の増加が出現したため，人工呼吸器関連肺炎と診断．血液培養と挿管チューブ吸引痰を提出したのち，MEPM（メロペネム）による点滴治療を開始した．現在，バイタルサインには問題はないが，呼吸状態はわずかに悪化している．
- 診断：人工呼吸器関連肺炎

挿管チューブ吸引痰検査結果

塗抹結果		
	グラム	
	陽性	陰性
球菌	1+	−
桿菌	−	3+

グラム陰性桿菌の細菌貪食像あり

培養結果
口腔内常在菌 *Acinetobacter baumannii*（MDRA*）

*MDRA：multiple drug-resistant *Acinetobacter*

血液培養結果

陰性

薬剤感受性結果

薬剤名	MIC	CLSI
SBT/ABPC（スルバクタム・アンピシリン/ユナシン-S）	>32	R
TAZ/PIPC（タゾバクタム・ピペラシリン/ゾシン）	>128	R
CAZ（セフタジジム/モダシン）	>32	R
CFPM（セフェピム/マキシピーム）	>32	R
MEPM（メロペネム/メロペン）	>16	R
IPM/CS（イミペネム・シラスタチン/チエナム）	16	R
AMK（アミカシン）	32	I
GM（ゲンタマイシン/ゲンタシン）	8	I
MINO（ミノサイクリン/ミノマイシン）	≤1	S
LVFX（レボフロキサシン/クラビット）	>16	R
CPFX（シプロフロキサシン/シプロキサン）	>16	R
ST（スルファメトキサゾール・トリメトプリム/バクタ）	>8	R

追加検査

薬剤名	MIC	CLSI
CL（コリスチン/コリマイシン）	2	S

問題

MEPMによる経験的治療を開始しているが症状の改善がなく，ほかの抗菌薬に変更する場合，どの抗菌薬が適切か？

選択肢：
① AMK（アミカシン）
② MINO（ミノサイクリン）
③ CL（コリスチン）
④ TGC（チゲサイクリン）
⑤ ST（スルファメトキサゾール・トリメトプリム）合剤

解説は次ページ☞

A. baumannii (2) MDRA

症例 40

正解 ② MINO

解説 人工呼吸器関連肺炎の症例ですが，塗抹培養結果から A. baumannii による肺炎として問題ないようです．

次に薬剤感受性結果をみてみましょう．すると耐性（R）の判定が多数並んでおり，MDRA（多剤耐性アシネトバクター感染症：multiple drug-resistant Acinetobacter）の可能性についても考慮されます．したがって，感染症法の届出基準となる抗菌薬の感受性を確認すると，IPM/CS と CPFX は耐性（R）と判定されていますが，AMK は中間（I）となっています．

では，本例は 2 剤耐性アシネトバクターと判断してよいでしょうか．ここで注意すべき点は，**アシネトバクター属は米国 CLSI による判定基準とわが国の感染症法による届出基準が異なる**ことです．表のとおり，AMK は CLSI で I 判定（MIC = 32）の場合でも，届出基準は満たしています．したがって，本例では IPM/CS，AMK，CPFX の MIC 値がすべて届出基準を満たしており，5 類感染症としての届出が必要となります．

治療薬の選択は非常に悩ましく，可能であれば専門医にコンサルトすることが望まれます．一方，実際に処方する場合には臨床上有効との報告がある MINO や CL，TGC が検討されます．ただし，**CL は腎機能障害の副作用があること（本例では慢性腎臓病の既往あり）**や，**TGC は下気道感染症に対する保険適用がないこと**から，**初期治療としては MINO が優先**されます．なお MDRA の治療では，併用療法が有用との報告もあるため，柔軟な対応が必要です．

表 アシネトバクター属：CLSI 耐性基準と感染症法届出基準

	CLSI 耐性基準 (M100-S28)	感染症法届出基準 (以下の条件をすべて満たす)
IPM/CS	≥8	≥16
AMK	≥64	≥32
CPFX	≥4	≥4

単位：µg/mL
（厚生労働省：「薬剤耐性アシネトバクター感染症届出のために必要な検査所見」より一部抜粋）

抗菌薬一口メモ

■ **TGC 使用時の注意点**

TGC は MINO の誘導体であり，その抗菌スペクトラムは，MDRA，MRSA，カルバペネマーゼ産生腸内細菌科細菌（E. coli，Klebsiella 属）などの多剤耐性菌も含みますが，緑膿菌にはありません．添付文書では，効能・効果に関連する使用上の注意に「βラクタム系，フルオロキノロン系及びアミノ配糖体系のうち 2 系統以上に耐性を示した菌株であり，抗菌活性を示す他剤が使用できない場合にのみ使用すること」とあります．TGC の臨床成績は芳しくなく，TGC を投与した患者は，ほかの抗菌薬を投与した患者と比較して死亡リスクが高いことが米国食品医薬品局（FDA）の調査で示されています．また，副作用として悪心・嘔吐，下痢などの消化器症状の頻度が高いことが知られています．TGC の使用に際しては，感染症専門医へのコンサルトが推奨されます．

まとめ 耐性菌では，米国 CLSI の判定基準と日本の感染症法による届出基準との違いに注意が必要

症例 41

- **患者**：70歳，男性
  既往歴：気管支拡張症，肺炎．
  現病歴：4日前より発熱，喀痰，咳嗽が出現したため，当院を受診．胸部X線検査およびCT検査により細菌性肺炎と診断した．血液培養を実施したのち，MEPM（メロペネム）による点滴治療を開始した．喀痰検査は入院時には採取不可であったが，治療開始後3日目に提出された．MEPMの投与により臨床症状は改善傾向である．
- **診断**：細菌性肺炎

■ 喀痰検査結果

Miller & Jones 分類：P1
Geckler 分類：3群

塗抹結果		
	グラム	
	陽性	陰性
球菌	−	−
桿菌	−	1+
培養結果		
Stenotrophomonas maltophilia		

■ 薬剤感受性結果（喀痰）

薬剤名	MIC	CLSI
CAZ（セフタジジム/モダシン）	2	S
MINO（ミノサイクリン/ミノマイシン）	2	S
LVFX（レボフロキサシン/クラビット）	2	R
ST（スルファメトキサゾール・トリメトプリム/バクタ）	>8	R

■ 血液培養結果

陰性

問題

MEPMによる経験的治療を開始したところ，各種検査結果が判明した．臨床経過をふまえた抗菌薬治療としては，どの選択肢が適当か？

選択肢：
① CAZ（セフタジジム）
② MINO（ミノサイクリン）
③ MEPM継続
④ CP（クロラムフェニコール）に対する感受性結果検査を追加し，感性であればCP

症例 41

正解 ③ MEPM 継続

解説 細菌性肺炎の症例ですが，ふだんの診療では**治療開始時に喀痰を採取できず，治療開始後に喀痰検体が提出される事例が少なからずあります．そのような場合には結果の解釈に注意が必要**です．

まず，喀痰検査結果をみてみましょう．グラム染色ではグラム陰性桿菌を認め，白血球も検出されています．さらに同定検査で *S. maltophilia* が検出されていることから，本例では菌交代現象による *S. maltophilia* 肺炎と解釈できるのでしょうか．

S. maltophilia は以前，*Pseudomonas maltophilia* あるいは *Xanthomonas maltophilia* と呼ばれており，緑膿菌と同様，湿潤環境で多く検出されます．**ほとんどの *S. maltophilia* は染色体性にメタロβラクタマーゼ産生遺伝子を保有しているため，カルバペネム系抗菌薬の臨床効果は乏しく，臨床で使用することはありません．**一方で，**カルバペネム系抗菌薬による治療を行っている際には，真の起炎菌は死滅しますが，気道に定着していた *S. maltophilia* はカルバペネム耐性のため，気道内に残存します．**そのため，治療開始後に喀痰検体を提出した場合に *S. maltophilia* を検出することはしばしば経験されます．

本例では MEPM の投与により臨床経過が改善傾向であることから，治療開始後3日目の検体から検出された *S. maltophilia* は気道に定着していたものと推測されます．したがって，本例の薬剤感受性結果を参考とした抗菌薬の変更は不要と考えられ，現状では真の起炎菌が不明であることを考慮すると，選択肢のなかでは，③ MEPM 継続が妥当と考えられます．

抗菌薬一口メモ

■ **カルバペネム系抗菌薬の違い**

現在，臨床使用可能な注射用カルバペネム系抗菌薬には，IPM/CS（イミペネム・シラスタチン），PAPM/BP（パニペネム・ベタミプロン），BIPM（ビアペネム），MEPM，DRPM（ドリペネム）の5剤があります．このカルバペネム系抗菌薬ですが，*in vitro* の実験では，抗菌スペクトラムの特徴で，グラム陽性菌が優位なもの（IPM/CS，PAPM/BP），グラム陰性菌が優位なもの（MEPM，DRPM），または中間型（BIPM）に分けることができます．しかし，その臨床効果の違いを証明した質の高い試験はほとんどありません．

カルバペネム系抗菌薬使用中の *S. maltophilia* の検出時には，臨床経過も含め，定着菌か真の起炎菌かを判断する必要あり

症例 42

- 患者：60歳，女性
  既往歴：なし．
  現病歴：肺癌に対する化学療法のため入院中に発熱が出現した．fever work-up を実施したが，明らかな感染巣は不明であった．経験的に CTRX（セフトリアキソン）による治療を開始したところ，2日後に血液培養2セット中1セットよりグラム陽性桿菌を認めた．なお，CTRX による経験的治療により，現在は発熱は改善している．
- 診断：一次感染巣不明感染症疑い

血液培養結果

塗抹結果		
	グラム	
	陽性	陰性
球菌	−	−
桿菌	＋	−
培養結果		
Bacillus cereus		

薬剤感受性結果（血液）

薬剤名	MIC	CLSI
EM（エリスロマイシン/エリスロシン）	0.25	S
CLDM（クリンダマイシン/ダラシン）	0.5	S
TC（テトラサイクリン）	0.5	S
VCM（バンコマイシン）	0.5	S
LVFX（レボフロキサシン/クラビット）	0.5	S
ST（スルファメトキサゾール・トリメトプリム/バクタ）	0.5	S

問題

CTRX による経験的治療により症状は改善しているが，各種検査結果より治療方針を決定する場合，どの抗菌薬が適切か？

選択肢：
① EM（エリスロマイシン）　　② VCM（バンコマイシン）
③ LVFX（レボフロキサシン）　　④ CTRX 継続
⑤ ST（スルファメトキサゾール・トリメトプリム）合剤

B. cereus ①

症例 42

正解 ④ CTRX 継続

解説 入院中に発熱が出現したため血液培養を行った事例です．経験的に CTRX を開始していますが，後日血液培養が陽性となりグラム陽性桿菌が検出されています．

本例では特徴的な形態（長方形様）のグラム陽性桿菌であることから *Bacillus* 属の可能性が疑われますが，感染症と診断した場合には経験的に VCM を開始する必要があります．しかし，**B. cereus は皮膚の常在菌であるために血液培養採取の際に混入することがあり**，特に本例のように血液培養 2 セット中 1 セットのみ陽性で，かつ CTRX 投与で解熱していることを考えると，**本例はコンタミネーションの可能性が高い**と考えられます．

したがって，*B. cereus* が起炎菌とは考えにくい状況であることから，ウイルス感染や非感染性の発熱が否定的であれば CTRX の継続が検討されます．

抗菌薬一口メモ

■ **芽胞形成菌に対する抗菌薬療法**
Bacillus 属などの芽胞形成菌は，その生育条件が悪化すると，形態構造が変化して芽胞を形成します．この芽胞には抗菌薬は無効であり，環境中で長期間生存することが可能です．芽胞は，熱や消毒薬への抵抗性が強いことが知られています．そのため，芽胞に対して環境消毒を行う際には，通常使用する消毒用アルコールやベンザルコニウム塩化物のような 4 級アンモニウム塩ではなく，次亜塩素酸ナトリウムや過酢酸製剤などが適応となります．

まとめ

血液培養にて皮膚の常在菌を検出し，かつ 2 セット中 1 セットのみ陽性の場合にはコンタミネーションの可能性を考慮

症例 43

- **患者**：60歳，女性
  既往歴：なし．
  現病歴：急性骨髄性白血病に対する化学療法のためPICCカテーテルを留置し治療を行っていたが，入院中に発熱が出現した．fever work-upを実施したが明らかな感染巣は不明であり，末梢血白血球数も5,600/μLと基準範囲内であった．経験的にCFPM（セフェピム）による治療を開始したところ，血液培養2セット中2セットよりグラム陽性桿菌を認めた．現在，CFPMを開始してから3日が経過しているが，発熱は改善していない．
- **診断**：血管留置カテーテル感染，菌血症

血液培養結果

塗抹結果		
	グラム	
	陽性	陰性
球菌	−	−
桿菌	＋	−
培養結果		
Bacillus cereus		

薬剤感受性結果（血液）

薬剤名	MIC	CLSI
EM（エリスロマイシン/エリスロシン）	0.25	S
CLDM（クリンダマイシン/ダラシン）	0.5	S
TC（テトラサイクリン）	0.5	S
VCM（バンコマイシン）	0.5	S
LVFX（レボフロキサシン/クラビット）	0.5	S
ST（スルファメトキサゾール・トリメトプリム/バクタ）	0.5	S

問題

CFPM点滴静注を開始しているが症状の改善がなく，ほかの抗菌薬に変更する場合，どの抗菌薬が適切か？（複数回答可）

選択肢：
① EM（エリスロマイシン）
② CLDM（クリンダマイシン）
③ VCM（バンコマイシン）
④ LVFX（レボフロキサシン）
⑤ ST（スルファメトキサゾール・トリメトプリム）合剤

B. cereus (2)

症例 43

正解 ③ VCM または ② CLDM

解説 【症例42】とは異なり，血液培養2セット中2セットともに B. cereus を検出していることから，本例ではコンタミネーションの可能性はきわめて低いと考えられます．では，このような場合にはどのような点に注意すべきでしょうか．

B. cereus 感染症は，一般的には食中毒，血管留置カテーテル感染，感染性心内膜炎，中枢神経系感染症などの病態が知られており，なかでも B. cereus 菌血症の事例は輸液汚染，点滴ルート感染，血管留置カテーテル感染などの報告が多いとされています．また B. cereus 菌血症では，**毒素産生による溶血の結果，病態の重篤化および死亡の報告もある**ことから，輸液，点滴ルート，血管留置カテーテルの管理には十分注意が必要です．

なお，本例ではPICCカテーテルを留置中であることから，まずはカテーテル抜去（可能であればカテーテル先端部分の培養を実施）が検討されます．

B. cereus によるカテーテル感染，菌血症の場合，βラクタム系抗菌薬は無効であり，一般的には第一選択としてVCM，第二選択としてCLDMの点滴静注が推奨されます[1]．

文献
1) 日本感染症学会, 他（編）：JAID/JSC 感染症治療ガイドライン 2017：敗血症およびカテーテル関連血流感染症. 感染症学雑誌 92：10-45, 2018

抗菌薬一口メモ

■ B. cereus に対する抗菌薬療法

B. cereus に対する抗菌薬療法では，第一選択としてVCM，第二選択としてCLDMの点滴静注が推奨されます．しかし，CLDMについては，国内外にて耐性化の報告がなされています．国内では，B. cereus 菌血症（29例）のうち，69％（20例）がカテーテル由来であり，薬剤感受性は，VCMは100％（29例）で感性であったが，CLDMは34.5％（10例）のみ感性であったと報告されています[1]．B. cereus に対してCLDMを投与する際には，薬剤感受性結果の確認が必要です．

文献
1) Ikeda M, et al: Clinical characteristics and antimicrobial susceptibility of *Bacillus cereus* blood stream infections. Ann Clin Microbiol Antimicrob 14：43, 2015

B. cereus 菌血症の場合には，血管留置カテーテル感染，感染性心内膜炎，中枢神経系感染症などの病態に注意

症例 44

- 患者：70歳，男性
  既往歴：前立腺癌．
  現病歴：起炎菌不明の細菌性胸膜炎のため近医に入院し，経験的にMEPM（メロペネム）による治療が行われていたが，症状が改善しないため転院となった．転院後第5病日に再度発熱が増悪し，1日5〜6回程度の下痢を伴うようになった．同日，便培養および *Clostridioides difficile*（旧名：*Clostridium difficile*）迅速検査を実施した．なお，末梢血白血球数は5,000/μLと基準範囲内であり，肝腎機能も異常なし．バイタルサインも安定している．
- 診断：腸炎

C. difficile 迅速検査結果

	結果
C. difficile 抗原（GDH）	＋
C. difficile トキシン	－

便培養結果

C. difficile（toxigenic culture：陽性）

問題

細菌性胸膜炎に対する治療のほか，下痢に対する治療として適切な抗菌薬はどれか？

選択肢：
① MNZ（メトロニダゾール）内服
② VCM（バンコマイシン）内服
③ VCM（バンコマイシン）点滴
④ FDX（フィダキソマイシン）
⑤ ベズロトクスマブ

解説は次ページ☞

II 実践編

C. difficile (1)

症例 44

正解 ① MNZ 内服

解説 本例は C. difficile 感染症に関する問題です．**入院中に生じる感染性腸炎は C. difficile 感染症が最も多く**，その診断には迅速検査が多く用いられます．その際の注意点ですが，C. difficile にはトキシン産生株と非産生株が存在し，下痢や発熱などの病原性を示すものは前者とされています．しかし，**迅速検査における C. difficile トキシン（CD トキシン）の検出感度は約 50～60％ 程度との報告もあり，CD トキシンが陰性であっても C. difficile 感染症を除外することはできません．**

一方で，C. difficile 抗原である GDH（グルタミン酸脱水素酵素：glutamate dehydrogenase）を測定する迅速検査は，C. difficile の検出感度がきわめて高いとされています．しかし，**C. difficile 抗原検査ではトキシン産生株と非産生株の鑑別ができないため，C. difficile 抗原検査が陽性であっても必ずしもトキシン産生株を検出しているとは限りません．**

以上を念頭に，本例の検査結果をみてみましょう．まず迅速結果では，C. difficile 抗原は陽性であり C. difficile の存在が疑われます．しかし，CD トキシンが陰性であるため C. difficile 感染症の診断には至りません．このような場合，『Clostridioides（Clostridium）difficile 感染症診療ガイドライン』では**便検体を嫌気培養し，得られた菌株を用いて再度 CD トキシン検査を行う「toxigenic culture（TC）」か，または毒素遺伝子検出法を実施**します．本例では，便培養で得た C. difficile の菌株を用いて TC を行ったところ「陽性」であったため，CD トキシン産生株と判断されます（図）．

なお谷野らは，PCR 法によるトキシン B 遺伝子検査と TC の結果を比較したところ，トキシン産生株と非産生株ともに結果が一致し，感度と特異度は 100％ であったと報告しています[1]．

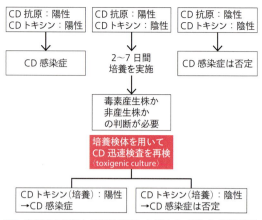

図 京都府立医科大学附属病院における C. difficile 迅速抗原キットの結果の解釈と追加検査の流れ

抗菌薬については，本例では末梢白血球の著明な上昇はなく，腎機能も安定していることから，初回非重症例と判断し MNZ 内服が推奨されます．なお，そのほかの抗菌薬については，VCM 内服は重症例，FDX は再発例に主に用いられ，ベズロトクスマブは抗トキシン B 抗体として再発抑制の目的で使用されます．

文献
1) 谷野洋子, 他：Toxigenic culture を用いた毒素産生 Clostridium difficile 検出の基礎的検討. 医学検査 64：680-685, 2015

抗菌薬一口メモ

■ **C. difficile 感染症に対する治療薬**
C. difficile 感染症の治療薬では，現在 3 種類（VCM，FDX，MNZ）が認可されています．それぞれの用法・用量は，VCM は 1 回 125 mg を 1 日 4 回（重症：1 回 500 mg を 1 日 4 回），FDX は 1 回 200 mg を 1 日 2 回，MNZ は 1 回 500 mg を 1 日 3 回で 10 日間の治療が推奨されます．再発例では，VCM は 14 日間まで延長することが可能です．ただし，FDX の投与期間は原則 10 日間とされています．

まとめ

C. difficile 感染症が疑われる場合で，C. difficile 抗原陽性かつ CD トキシン陰性の場合には「toxigenic culture」が診断確定に有用

症例 45

- **患者**：70歳，男性
  既往歴：脳梗塞，神経因性膀胱，慢性腎不全．
  現病歴：基礎疾患のために尿路感染症を繰り返しており，これまでにも入院歴あり．今回は近医で難治性尿路感染症と診断され，LVFX（レボフロキサシン）内服が約2週間続けられていた．その後，発熱は若干改善するものの，炎症反応が徐々に悪化し，腹痛や嘔吐のほか，末梢血白血球数は 30,000/μL（好中球 90％）と著明な上昇を認めた．入院のうえ fever work-up を行うも診断確定には至らなかったが，軽度の軟便を認めたことから *Clostridioides difficile*（旧名：*Clostridium difficile*）迅速検査を実施したところ，下記の結果であった．
- **診断**：腸炎

C. difficile 迅速検査結果

	結果
C. difficile 抗原（GDH）	＋
C. difficile トキシン	＋

血液培養結果
陰性

腹部単純 X 線検査
大腸に多数のニボー（Niveau，鏡面形成像）を認める

問題

本例に対する治療として適切な抗菌薬はどれか？（複数回答可）

選択肢：
① MNZ（メトロニダゾール）内服
② MNZ 点滴
③ VCM（バンコマイシン）散注腸
④ VCM 点滴
⑤ FDX（フィダキソマイシン）

C. difficile (2)

症例 45

正解 ② MNZ 点滴と
③ VCM 散注腸の併用

解説 C. difficile 感染症の問題です．本例では C. difficile 迅速検査において C. difficile 抗原・トキシンがともに陽性を示していますが，この結果の解釈については臨床経過をよく勘案したうえで判断することが重要です．それは，C. difficile 感染症の治療後で，臨床症状が改善しているにもかかわらず迅速検査を実施すると，陽性となる場合もあるためです．

では，本例は軟便や下痢の症状がそれほど強くないことから保菌と考えて問題ないでしょうか．**C. difficile 感染症は，重症化するとイレウスや中毒性巨大結腸症をきたす**ことが知られていますが，本例では抗菌薬投与中に腹痛，嘔吐が出現しており，腹部単純 X 線検査でもイレウスを示唆する所見を認めます．また，**C. difficile 感染症は末梢血白血球数が高値を示す，いわゆる類白血病反応*の原因**としても知られており，本例でも非常に高い値を示していることから，総合的に考えて C. difficile のアクティブな感染症と判断してよさそうです．ただし，重症化し，イレウスや中毒性巨大結腸症を合併した場合には，腸管が動きにくくなり，典型的な血便や下痢便が出ないことがあります．すなわち，下痢症状が乏しい C. difficile 感染症という事例も考えられます．

治療については，イレウスや中毒性巨大結腸症を合併する**重篤な C. difficile 感染症では，VCM 散の経鼻チューブによる注入または注腸を行うとともに，MNZ 点滴の併用を検討します．重症例に対し誤って VCM 点滴が処方される事例がありますが，臨床的に無効**とされているため処方の際には要注意です．なお，選択肢にはありませんが，本例では MNZ 点滴と VCM 散注腸に加え，再発予防のため抗 C. difficile トキシン B ヒトモノクローナル抗体であるベズロトクスマブ（ジーンプラバ）の併用も考慮されます．

抗菌薬一口メモ

■ FDX 使用時の注意点
FDX は経口マクロライド系抗菌薬であり，腸内細菌への活性は低く，C. difficile（強毒性の NAP1/B1/027 株を含む）に対する活性は VCM よりも高いとされています．通常，消化管から体内への吸収はほとんどなく，食事の影響も受けません．しかし，マクロライドアレルギーの既往がある患者に対するアレルギー反応の報告があり注意が必要です．また FDX での治療は，経口 MNZ での治療（1.5 g/日）と比べて，薬価が約 37 倍（2019 年 6 月時点）と非常に高額です．

> **イレウスや中毒性巨大結腸症を伴う C. difficile 感染症では，MNZ 点滴と VCM 散（経鼻チューブによる注入または注腸）の併用療法を検討する**

*類白血病反応：感染やその他の原因による好中球増多症を「類白血病反応」と呼び，血液疾患による白血球上昇と区別するために用いられる．

症例 46

- 患者：20歳, 男性
  既往歴：生来健康.
  現病歴：約1か月前より咳嗽, 微熱が出現したが, その後症状が増悪したため近医を受診. 喀痰検査にて抗酸菌塗抹（2＋）, 結核菌群 PCR 陽性から肺結核と診断した. INH（イソニアジド）＋ RFP（リファンピシン）＋ EB（エタンブトール）＋ PZA（ピラジナミド）による4剤併用療法を開始し, 治療開始1か月半後に薬剤感受性結果が判明した. 臨床経過は良好で, 喀痰塗抹は陰性化している.
- 診断：肺結核

胸部 X 線検査

両側上肺野に多発性の小粒状影

薬剤感受性結果（喀痰）

薬剤名	判定
INH（0.2 μg/mL）(イソニアジド/イスコチン)	S
RFP（リファンピシン/リファジン）	S
EB（エタンブトール/エサンブトール）	S
KM（カナマイシン）	S
EVM（エンビオマイシン/ツベラクチン）	S
TH（エチオナミド/ツベルミン）	S
CS（サイクロセリン）	S
PAS（パラアミノサリチル酸/ニッパスカルシウム）	S
LVFX（レボフロキサシン/クラビット）	S
SM（ストレプトマイシン）	S

問題

薬剤感受性結果判明後の治療方針はいずれか？

選択肢：
① INH, RFP, EB, PZA を計2か月投与後, INH, RFP, EB をさらに4か月追加
② INH, RFP, EB, PZA を計2か月投与後, INH, RFP, EB をさらに7か月追加
③ INH, RFP, EB, PZA を計2か月投与後, INH, RFP をさらに4か月追加
④ INH, RFP, EB, PZA を計2か月投与後, INH, RFP をさらに7か月追加
⑤ INH, RFP, EB, LVFX に変更し, 計6か月継続

症例 46 M. tuberculosis（1）

正解 ③ INH，RFP，EB，PZA を計 2 か月投与後，INH，RFP をさらに 4 か月追加

解説 肺結核の症例です．診断については臨床経過と喀痰検査から活動性の肺結核として問題ないようです．

次に薬剤感受性結果をみてみましょう．現在，4剤併用療法が継続されていますが，薬剤感受性結果をみると，表記のあるすべての薬剤が感性（S）と判定されています．では厚生労働省「結核医療の基準（健感発 0418 第 1 号：平成 30 年 4 月 18 日）」が推奨する標準治療を継続することは可能でしょうか（図）．

ここで結核菌の薬剤感受性検査について説明します．p.150 の解説にもあるように薬剤感受性検査にはさまざまな方法がありますが，検査が実施される薬剤は体外診断薬によって異なっており，検査項目に PZA が入っていないものがあります．しかし，患者がこれまで結核に対し未治療あるいは治療成功再治療など，耐性菌感染の可能性が乏しい場合には，必ずしも初回の薬剤感受性検査で PZA を実施する必要はないとされています．ただし，**初回の感受性検査で何らかの耐性が認められた場合には，追加の感受性検査で PZA を実施する**ことになっています．ぜひ一度，自施設の感受性結果がどのように報告されているかをご確認ください．

本症例に関しては，初回の薬剤感受性結果がすべて感性であったことから，PZA の薬剤感受性検査が未実施であった場合でも標準治療〔図の（ⅰ）〕での治療が可能となります．

投与期間（か月）

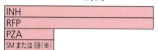

(ⅰ) **PZA を使用できる場合**
INH+RFP+PZA に SM または EB の 4 剤併用で 2 か月間
→INH+RFP で 4 か月間

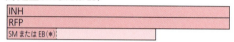

（※：薬剤感受性検査の結果判明，または症状改善まで継続）

(ⅱ) **PZA を使用できない場合**
INH+RFP+SM（または EB）で 2 か月間 →INH+RFP 7 か月間（適宜 SM または EB）

（※：薬剤感受性検査の結果を参考に 2〜6 か月投与）

図 結核の治療（初回治療で薬剤耐性結核患者であることが疑われない場合）
（厚生労働省：「結核医療の基準」の一部改正について．平成 30 年 4 月 18 日を参考に作成）

抗菌薬一口メモ

■ **抗結核薬について**

抗結核薬には一定の位置づけがあり，最も強力な抗菌力をもつものが INH，RFP，PZA の 3 剤，また，それら 3 剤との併用で効果が期待されるものとして EB，SM があります．なお標準治療においては PZA の投与期間は 2 か月とされていますが，これは PZA が酸性の環境下でのみ抗菌作用を示すため，病変が酸性となっている治療初期に最も効果が期待されるからです．

結核菌の薬剤感受性検査については PZA がどの段階で実施されているかを確認することが重要

症例 47

- 患者：75歳，男性
  既往歴：糖尿病（内服治療継続中．HbA1c 8.1%），肺気腫．
  現病歴：約1か月前より咳嗽，微熱が出現したが，その後症状が増悪したため近医を受診．喀痰検査にて抗酸菌塗抹（2＋），結核菌群PCR陽性から肺結核と診断した．INH（イソニアジド）＋RFP（リファンピシン）＋EB（エタンブトール）＋PZA（ピラジナミド）による4剤併用療法を開始し，治療開始1か月半後に薬剤感受性結果が判明した．臨床経過は良好で，喀痰塗抹は陰性化している．
- 診断：肺結核

■ 胸部X線検査

両側上肺野に多発性の小粒状影

■ 薬剤感受性結果（喀痰）

薬剤名	判定
INH（0.2 µg/mL）（イソニアジド/イスコチン）	S
RFP（リファンピシン/リファジン）	S
EB（エタンブトール/エサンブトール）	S
KM（カナマイシン）	S
EVM（エンビオマイシン/ツベラクチン）	S
TH（エチオナミド/ツベルミン）	S
CS（サイクロセリン）	S
PAS（パラアミノサリチル酸/ニッパスカルシウム）	S
LVFX（レボフロキサシン/クラビット）	S
SM（ストレプトマイシン）	S

問題

薬剤感受性結果判明後の治療方針はいずれか？

選択肢：
① INH，RFP，EB，PZAを計2か月投与後，INH，RFP，EBをさらに4か月追加
② INH，RFP，EB，PZAを計2か月投与後，INH，RFP，EBをさらに7か月追加
③ INH，RFP，EB，PZAを計2か月投与後，INH，RFPをさらに4か月追加
④ INH，RFP，EB，PZAを計2か月投与後，INH，RFPをさらに7か月追加
⑤ INH，RFP，EB，LVFXに変更し，計6か月継続

M. tuberculosis (2)

症例 47

正解 ④ INH, RFP, EB, PZA を計 2 か月投与後, INH, RFP をさらに 7 か月追加

解説 【症例46】とほぼ同様の肺結核の症例ですが, 違いは患者背景となります. **本例では既往歴に糖尿病があり, 現在も内服治療を継続している点に注意**しましょう.

　結核治療の標準治療は【症例46】の解説で説明しましたが, それには注意点があります. 結核菌に対する免疫反応はマクロファージやT細胞を主体とした細胞性免疫によって起こりますが, これらの機能が低下する病態では治療効果が不十分となる可能性があります. したがって, 厚生労働省「結核医療の基準(健感発0418第1号：平成30年4月18日)」では, 「治療開始時に症状が著しく重い場合, 治療開始時から2か月を経ても結核菌培養検査の成績が陰転しない場合, 糖尿病, じん肺, HIV感染等の結核の経過に影響を及ぼす疾患を合併する場合又は副腎皮質ホルモン剤若しくは免疫抑制剤を長期にわたり使用している場合には, 患者の病状及び経過を考慮して治療期間を3か月間延長できる」としています. 本例ではコントロールの不十分な糖尿病があることや, 75歳と比較的高齢であることを考慮すると, 維持療法の3か月の延長が推奨されます.

抗菌薬一口メモ

■ **抗結核薬としてのLVFXの位置づけ**

海外でキノロン系抗菌薬は, 多剤耐性結核や副作用のために既存の抗結核薬が使用困難な患者の治療に使用されています. 特にLVFXは結核治療では長い使用実績があり, 他の抗結核薬と比較して副作用も少ないことが示されています. わが国では2015年に, LVFXに「肺結核およびその他の結核症」への適応が追加されました. 現在LVFXは, INHまたはRFPが使用できない場合に使用する薬剤として「結核医療の基準」に収載されています. このように, キノロン系抗菌薬の多くは結核菌に効果を示す一方で, その投与により結核の診断が遅れ, 公衆衛生的観点だけでなく患者予後にも影響を及ぼすことが懸念されています. このようなことから, 下気道感染症へのキノロン系抗菌薬投与は, 結核に対する慎重な判断が求められています.

まとめ

結核の治療期間を決定するには患者背景を十分確認する必要がある

症例 48

- **患者**：60歳，女性
  既往歴：なし．
  現病歴：約1か月前より咳嗽が出現し，その後症状が増悪したため近医を受診．2度の喀痰検査にて抗酸菌塗抹・培養検査が陽性となり，*Mycobacterium avium* を検出したことから，非結核性抗酸菌症と診断した．RFP（リファンピシン）＋EB（エタンブトール）＋CAM（クラリスロマイシン）による3剤併用療法を開始し，治療開始1か月後に薬剤感受性結果が判明した．なお，臨床経過は良好である．
- **診断**：非結核性抗酸菌症（*M. avium*）

■ 胸部X線検査

両側中肺野に多発性の小粒状影を認め，一部気管支拡張像を伴っている．

■ 薬剤感受性結果（喀痰）

薬剤名	判定
INH（0.2 μg/mL）（イソニアジド/イスコチン）	R
RFP（リファンピシン/リファジン）	S
EB（エタンブトール/エサンブトール）	S
KM（カナマイシン）	S
EVM（エンビオマイシン/ツベラクチン）	S
TH（エチオナミド/ツベルミン）	S
CS（サイクロセリン）	R
PAS（パラアミノサリチル酸/ニッパスカルシウム）	R
LVFX（レボフロキサシン/クラビット）	S
SM（ストレプトマイシン）	S

問題

薬剤感受性結果判明後の治療方針はいずれか？（複数回答可）

選択肢：
① RFP，EB，CAM を継続
② RFP，EB，CAM，SM に変更
③ RFP，EB，CAM，LVFX に変更
④ RFP，EB，CAM，LVFX，SM に変更
⑤ 薬剤感受性検査を再検

解説は次ページ☞

Ⅱ 実践編　105

M. avium

症例 48

正解 ①RFP，EB，CAM を継続
＋⑤ 薬剤感受性検査を再検

解説 本例は中高年女性に多いとされる *M. avium* 感染症の症例です．排菌を認め，自覚症状も有することから治療の開始は妥当と考えられます．

さっそく薬剤感受性結果をみてみましょう．非結核性抗酸菌症（*M. avium*）の標準治療薬である RFP，EB，CAM のなかで CAM の結果が見当たりませんが，一方で INH の記載があります．INH は結核菌あるいは *M. kansasii* に対する治療薬としては有名ですが，*M. avium* に対しては臨床的に処方することはありません．そこで検査室に確認してみると，**結核菌用の体外診断キットを使用していたことが判明しました**．このような場合には，たとえ検査結果が感性と判定された場合でも，この結果をもとに非結核性抗酸菌症（*M. avium*）の治療を行うことはできません．

したがって本例では，臨床経過が良好であることから RFP，EB，CAM を継続しつつ，あらためて非結核性抗酸菌（迅速発育菌を除く）用の体外診断キットを用いた検査を実施する必要があります（⇒ p. 151）．

上記のような誤った結果報告の事例は，筆者が他院からの感染症相談を受けるなかでも何度か経験しています．このような点から，自施設あるいは外注検査会社で実施されている検査のプロセスを十分理解することは，臨床医にとってきわめて重要と考えます．

抗菌薬一口メモ

■ **CAM 投与時の注意点**

肺 MAC 症の標準治療では，CAM と耐性化の予防を目的に RFP および EB を併用する多剤併用療法が行われます．CAM は，気道感染症や抗酸菌性感染症に対する併用療法などに使用されるマクロライド系抗菌薬で，安全性が高く使いやすいです．一方で QTc 延長などの重篤な副作用発現の危険性もあります．また CAM は，P 糖蛋白や薬物代謝酵素であるシトクロム P450（CYP）3A4 の阻害作用を有し，併用薬物の血中濃度上昇を引き起こすため，薬物相互作用にも注意が必要です．

まとめ

薬剤感受性結果を確認する際，特に非結核性抗酸菌の場合には，どのような方法で薬剤感受性検査が実施されているかを把握しておく

症例 49

- **患者**：60歳，女性
  既往歴：皮膚筋炎に対しステロイド治療中．
  現病歴：約2週間前より咳嗽が出現し，その後症状が増悪したため呼吸器内科を受診．2度の喀痰検査にて抗酸菌塗抹（2＋），培養にて *Mycobacteroides*（旧名：*Mycobacterium*）*abscessus* を検出したため非結核性抗酸菌症（迅速発育菌）と診断した．IPM/CS（イミペネム・シラスタチン）＋EB（エタンブトール）＋CAM（クラリスロマイシン）による3剤併用療法を開始．治療開始3週間後に薬剤感受性結果が判明した．なお，臨床経過は良好である．
- **診断**：非結核性抗酸菌症（*M. abscessus* subsp. *abscessus*）

薬剤感受性結果（喀痰）

薬剤名	判定
SM（ストレプトマイシン）	R
EB（エタンブトール/エサンブトール）	R
KM（カナマイシン）	I
RFP（リファンピシン/リファジン）	I
LVFX（レボフロキサシン/クラビット）	R
TH（エチオナミド/ツベルミン）	R
AMK（アミカシン）	S
CAM（クラリスロマイシン/クラリシッド）	S

問題

薬剤感受性結果判明後の治療方針はいずれか？（複数回答可）

選択肢：
① 薬剤感受性検査を再検
② RBT（リファブチン），AMK，CAM に変更
③ RFP，LVFX，CAM に変更
④ IPM/CS，AMK，RBT に変更
⑤ IPM/CS，EB，CAM を継続

解説は次ページ☞

M. abscessus

症例 49

正解 ① 薬剤感受性検査を再検 +⑤ IPM/CS, EB, CAM を継続

解説 免疫不全患者に発症した *M. abscessus* 感染症の症例です〔非結核性抗酸菌症(迅速発育菌)については p. 149 参照〕．診断確定後に IPM/CS, EB, CAM が開始されていますが，臨床上は治療が奏効しているようです．

次に薬剤感受性結果を確認してみましょう．今回も【症例 48】と同様(S)(I)(R)の判定のみが記載されていますが，単純に感性(S)や中間(I)の薬剤を選択してはいけません．**薬剤感受性結果を確認する際には，必ず標準的な治療薬は何かを把握したうえで行うことが重要**です．さらに，正しい検査方法かつ正しい薬剤感受性基準を用いることによって，はじめて臨床に応用できるものであるため，そのプロセスに誤りがないか注意が必要です．

しかし，この時点ですでに気がかりな点があります．2019 年 6 月現在，**わが国では迅速発育菌用の感受性検査キットは販売されておらず**，現状で感受性検査を実施する場合には，専門研究機関や大学病院の検査室などに依頼する必要が生じます．また，その際には検査すべき抗菌薬として IPM/CS が挙げられますが，本例の薬剤感受性結果には IPM/CS の MIC 値の記載がありません．そこで検査方法について確認してみると，迅速発育菌以外の非結核性抗酸菌に使用する検査キット(ブロスミック NTM)を使用していたことが判明しました．これは実際に散見される間違いですので，臨床の先生方は十分ご注意ください．

以上より，本例では現行治療を継続しつつ，薬剤感受性検査を再度行う必要があります．なお微生物検査室では通常，一定の期間を過ぎると臨床検体あるいは菌株を破棄するため，薬剤感受性検査の再検や再同定ができない場合があります．微生物検査結果と臨床経過に齟齬が生じている場合には，検査室に問い合わせを行うとともに，各種検体あるいは菌株を保管してもらうことも重要となります．

抗菌薬一口メモ

■ **RFP と RBT**

RFP と RBT はどちらもリファマイシン系抗結核薬で，*M. tuberculosis* や *Mycobacterium* 感染症に用いられています．リファマイシン系抗結核薬は，いずれもシトクロム P450(CYP)3A4 で代謝され，CYP3A をはじめとする肝薬物代謝酵素を誘導することから，薬物相互作用には注意が必要です．RBT は RFP よりも CYP3A の誘導作用が弱いため，特に薬物相互作用が問題となる HIV/AIDS に合併した結核の治療に用いられます．なお，RBT の添付文書の使用上の注意において，「本剤は，RFP の使用が困難な場合に使用すること」が指示されています．

抗酸菌に対する薬剤感受性検査では，① 結核菌，② 非結核性抗酸菌(迅速発育菌)，③ 非結核性抗酸菌(迅速発育菌以外)，で手法が異なる

症例 50

★ ★ ★

- **患者**：50歳，男性
  既往歴：なし．
  背景：温泉・噴水・家庭菜園などの水環境との接触なし．家人に発熱・咳症状なし．周囲に同様の症状を有する人はいない．また，動物との接触なし．
  現病歴：生来健康．5日前より発熱と咳嗽が出現し，徐々に悪化したため当院を受診した．各種検査結果および臨床経過から細菌性肺炎と診断した．
- **診断**：細菌性肺炎（A-DROP：0点）

胸部X線検査

右上肺野に軽度の浸潤影

尿中抗原検査結果

肺炎球菌：陰性
レジオネラ：陰性

血液培養結果

実施せず．

喀痰検査結果

Miller & Jones 分類：M2
Geckler 分類：2群

塗抹結果		
	グラム	
	陽性	陰性
球菌	2+	1+
桿菌	1+	1+
培養結果		
口腔内常在菌		

問題

各種検査結果が判明したあとの治療として適切な内服薬はどれか？

選択肢：
① 通常量 CVA/AMPC（クラブラン酸・アモキシシリン）
② 高用量 CVA/AMPC
③ 通常量 CVA/AMPC＋AMPC　　　④ CFDN（セフジニル）
⑤ AZM（アジスロマイシン）

解説は次ページ☞

II 実践編

市中肺炎

症例 50

正解 ③ 通常量 CVA/AMPC＋AMPC

解説 市中肺炎の症例です．患者背景として免疫不全はなく，A-DROP〔【症例37】解説参照（⇒ p.84）〕も0点であることから，外来での内服加療が可能と考えられます．

まず起炎菌について考えてみましょう．**市中肺炎の起炎菌では，肺炎球菌，インフルエンザ桿菌，モラキセラ・カタラーリス，マイコプラズマ，レジオネラ**などが考えられますが，来院時に採取した喀痰検査結果を確認すると検査に適した検体の提出ができておらず，グラム染色からは治療に有用な情報は得られませんでした．

次に尿中抗原検査ですが，**レジオネラ尿中抗原検査の感度は** *Legionella pneumophila* **血清群1による感染症では60〜95%** とされていますが，*Legionella* 属全体では43.5%との報告もあり，陰性の結果をもって疾患を否定することはできません．しかし本例では，温泉・噴水・家庭菜園などの水環境との接触がないことや，緩徐な臨床経過を考えるとレジオネラの可能性は低いものと推測されます．

一方で，肺炎球菌尿中抗原検査も，偽陰性が20〜50%程度存在することや，また肺炎球菌が市中肺炎の起炎菌で最も多いことを考慮すると，尿中抗原検査陰性の場合でも，ほかに起炎菌が明らかでなければ肺炎球菌を治療対象に含めることが望ましいと考えられます．なお，**マイコプラズマに関しては，90%以上の症例が40歳未満であることや，sick contactがない**ことから積極的に疑う必要はなさそうです．

以上より肺炎球菌，インフルエンザ桿菌，モラキセラ・カタラーリスをターゲットとした治療を考えてみたいと思います．肺炎球菌に対するマクロライド系抗菌薬の薬剤感受性率はわが国では約10%ときわめて低いことから，AZM単剤での治療は不可と考えられます．次に**インフルエンザ桿菌とモラキセラ・カタラーリス**ですが，前者では約30%がペニシリナーゼを産生し，後者もペニシリナーゼ産生菌であることから，**ペニシリン系抗菌薬での治療を行う場合にはβラクタマーゼ阻害薬を配合した抗菌薬での治療が必要**となります．

選択肢にはCVA/AMPCを含むものが3つありますが，どの選択肢が最も望ましいでしょうか．詳細は抗菌薬一口メモに記載していますが，主なポイントは，AMPCは通常1日1.5〜2gを投与する，またCVAは消化器症状を比較的誘発しやすい観点から，③ 通常量 CVA/AMPC＋AMPC が正解となります．

なおCFDNは腸管からの吸収率が25%と低いめ，起炎菌に対して感性の場合でも下気道感染症の治療薬としては推奨されません．

抗菌薬一口メモ

■ CVAと抗菌薬関連下痢症
CVA/AMPCの製剤（オーグメンチン配合錠250RS）では，CVAが125mg，AMPCが250mg配合されています．通常，成人へのAMPC投与量は，1回500mgを1日3回です．CVA/AMPC製剤でAMPCを500mg投与すると，CVAが1回250mg投与されることになります．CVAの主な副作用として下痢がありますが，これはCVAの用量依存的にその発現頻度が増加するとされています．そのため，CVAの用量を増やさずにAMPCの用量を増やすためには，CVA/AMPCの製剤とAMPC単剤の製剤を1：1で服用する方法（オグサワ療法）が用いられています（ちなみに，欧米ではCVA/AMPCの配合を125mg/500mgとした製剤が使用可能です）．

市中肺炎に対しCVA/AMPCを使用する際には，AMPCの投与量を増やすために通常量CVA/AMPC＋AMPCの併用を推奨

症例 51

 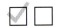

- **患者**：70歳，男性
  既往歴：肺気腫，脳梗塞．脳梗塞後のリハビリテーションのため定期通院中．誤嚥性肺炎に対しSBT/ABPC（スルバクタム・アンピシリン）による治療歴あり．
  現病歴：1週間前より微熱が出現し，2日前より発熱，頻呼吸，尿量低下がみられるようになった．当院を受診したところ，SpO₂ 85％と著明な低酸素血症を認めた．喀痰検査および血液培養を実施のうえ一般病棟に入院し，TAZ/PIPC（タゾバクタム・ピペラシリン）を開始した．第4病日の時点で臨床経過は改善傾向である．
- **診断**：誤嚥性肺炎（A-DROP：4点）

胸部X線検査
両側中下肺野に浸潤影

尿中抗原検査結果
肺炎球菌：陰性
レジオネラ：陰性

血液培養結果
陰性

喀痰検査結果
Miller & Jones 分類：M2
Geckler 分類：2群

塗抹結果		
	グラム	
	陽性	陰性
球菌	2+	1+
桿菌	1+	1+
培養結果		
口腔内常在菌		

問題

各種検査結果が判明したあとの治療薬として適切な抗菌薬はどれか？

選択肢：
① MEPM（メロペネム）　　② TAZ/PIPC 継続
③ LVFX（レボフロキサシン）　　④ SBT/ABPC
⑤ CLDM（クリンダマイシン）

解説は次ページ☞

誤嚥性肺炎（1）

症例 51

正解　② TAZ/PIPC 継続

解説　既往歴や胸部X線検査から誤嚥性肺炎が疑われる症例です．では，喀痰検査について考えてみましょう．誤嚥性肺炎は口腔内常在菌が下気道に垂れ込むことによって生じますが，その場合にはさまざまな口腔内の細菌が起炎菌となります．しかし，これらの菌すべてを培養し同定することは現実的には不可能です．

例えば，喀痰検査のオーダー時を思い出してみると，喀痰培養では通常好気培養のみをオーダーしますが，これは検体提出時にはすでに検体が空気に触れていて，その後，嫌気培養を実施しても偏性嫌気性菌が発育しないためです．つまり，**一般的な喀痰培養検査からは偏性好気性菌や通性嫌気性菌に関する情報は得られるものの，偏性嫌気性菌が起炎菌か否かを判断することは非常に困難**です．

したがって，誤嚥性肺炎の診断は喀痰培養の結果によって決定されるものではなく，**誤嚥のリスク因子（嚥下機能低下，胃食道機能不全），誤嚥による肺炎のリスク因子（喀出能低下，気道クリアランス能低下，免疫能低下），喀痰グラム染色での複数菌貪食像，胸部画像検査での下葉を中心とした浸潤影などの所見を勘案した**うえで決まります．

本例ではどうでしょうか．脳梗塞の既往があり，特徴的な画像所見を呈していることから，臨床的に誤嚥性肺炎と診断して問題なさそうです．つまり，喀痰検査で提出された検体が検査に適していない場合でも，誤嚥性肺炎の診断に変わりはないということになります．

次に治療について考えてみたいと思います．

本例では，重症度が高いことや，過去にSBT/ABPCによる入院治療歴があることを考慮すると，口腔内常在菌（αレンサ球菌や口腔内嫌気性菌など）のほか，**緑膿菌やESBL〔基質特異性拡張型βラクタマーゼ：extended-spectrum β-lactamase〕産生グラム陰性桿菌も想定した抗菌薬の選択が必要**となります．さらに，TAZ/PIPCで臨床経過が良好であることを考慮すると，現行治療の継続が望ましいと考えられるため，② TAZ/PIPC継続を正解としました．なお本例ではMEPMでも治療が可能ですが，カルバペネム系抗菌薬温存の観点から，あえて変更する必要はないものと考えられます．

抗菌薬一口メモ

■ **TAZ/PIPCの注意点**

TAZ（タゾバクタム）は，SBT（スルバクタム）よりもβラクタマーゼ阻害作用が強いことが知られています．またTAZに配合されているPIPC（ピペラシリン）は，AMPC（アモキシシリン）と比べて緑膿菌を含む好気性グラム陰性桿菌に対する抗菌スペクトラムが拡大されたペニシリン系抗菌薬です．この2つを配合したことで，PIPC単剤では十分な抗菌活性が得られなかった，MSSA, *H. influenzae*, *M. catarrhalis*, *B. fragilis*などへの抗菌スペクトラムも有しています．近年，TAZ/PIPCの相互作用に，VCM（バンコマイシン）との併用による急性腎障害発症の増加が報告され添付文書が改訂されました．その機序は不明ですが，注意が必要な副作用です．

まとめ

誤嚥性肺炎の診断において喀痰培養の意義は限定的であり，リスク因子や病態，画像所見などを勘案したうえで診断を行う

症例 52

- **患者**：70歳，男性
  既往歴：肺気腫，脳梗塞．脳梗塞後のリハビリテーションのため定期通院中．
  現病歴：1週間前より微熱が出現し，2日前より発熱，頻呼吸がみられるようになった．当院を受診したところ，誤嚥性肺炎の診断で一般病棟に入院し，SBT/ABPC（スルバクタム・アンピシリン）を開始した．第4病日の時点で臨床経過は改善傾向である．
- **診断**：誤嚥性肺炎（A-DROP：3点）

■ 喀痰検査結果

Miller & Jones 分類：P1
Geckler 分類：4群

塗抹結果	グラム 陽性	グラム 陰性
球菌	2+	2+
桿菌	2+	1+

培養結果
口腔内常在菌 *Staphylococcus aureus*（MRSA）

■ 胸部X線検査
右側下肺野に浸潤影

■ 尿中抗原検査結果
肺炎球菌：陰性
レジオネラ：陰性

■ 血液培養結果
陰性

■ 薬剤感受性結果

薬剤名	MIC	CLSI
PCG（ベンジルペニシリン/ペニシリンGカリウム）	>16	R
MPIPC（オキサシリン）	8	R
CEZ（セファゾリン/セファメジン）	4	R
CFX（セフォキシチン）	16	R
EM（エリスロマイシン/エリスロシン）	>8	R
CLDM（クリンダマイシン/ダラシン）	>4	R
MINO（ミノサイクリン/ミノマイシン）	8	I
CPFX（シプロフロキサシン/シプロキサン）	>8	R
VCM（バンコマイシン）	≤0.5	S
ST（スルファメトキサゾール・トリメトプリム/バクタ）	0.5	S

問題

各種検査結果判明後の治療薬として適切な抗菌薬はどれか？

選択肢：
① VCM（バンコマイシン）
② LZD（リネゾリド）
③ SBT/ABPC 継続
④ SBT/ABPC＋VCM
⑤ ST（スルファメトキサゾール・トリメトプリム）合剤

症例 52

正解 ③ SBT/ABPC 継続

解説 誤嚥性肺炎と診断された症例です．喀痰検査は Miller & Jones 分類が P1，Geckler 分類が 4 群と，検査に適した検体が提出され，喀痰グラム染色でもさまざまな色・形態の細菌が認められます．これは誤嚥性肺炎と合致する所見と考えられます．

次に喀痰培養結果を確認すると，確かに口腔内常在菌を認め，誤嚥性肺炎を示唆する所見ですが，さらに MRSA も検出されています．本例では MRSA も誤嚥性肺炎に関与しているのでしょうか．

ここは冷静に臨床経過を観察する必要があります．本例は誤嚥性肺炎の診断で SBT/ABPC が投与されていますが，その後の臨床経過は安定してきています．つまり，抗 MRSA 薬を投与することなく改善していることを考えると MRSA は起炎菌の 1 つとは考えにくく，現時点で抗 MRSA 薬を追加する必要性は乏しいと考えられます．診療現場では「喀痰培養結果で MRSA を検出」＝「MRSA 肺炎」と考えて，抗 MRSA 薬が盲目的に処方されている事例を見かけることがあります．しかし，喀痰培養検査では咽頭や喉頭など上気道に定着している細菌も検出されることから，「**検出菌＝起炎菌ではない**」ことに注意が必要です．

以上より，正解は ③ SBT/ABPC 継続となります．

抗菌薬一口メモ

■ **MRSA 肺炎に対する抗菌薬療法**

『MRSA 感染症の治療ガイドライン 2017』（日本化学療法学会/日本感染症学会）では，MRSA 肺炎の治療には，第一選択薬として LZD（エビデンスレベル：A-Ⅰ）もしくは VCM（A-Ⅰ），TEIC（テイコプラニン）（A-Ⅱ）を選択することを推奨しています．VCM は，肺内への移行が乏しいことが知られており，通常の目標トラフ値 10～15 μg/mL よりも高い 15～20 μg/mL で血中濃度を調整するよう推奨されています．しかし，人工呼吸器関連肺炎や糖尿病患者の多い集団の解析では，LZD のほうが VCM より臨床効果および細菌学的効果が優れる（A-Ⅰ）とされていることや，VCM 群では LZD 群よりも腎機能障害発現が多いことから，慎重な選択が望まれます．

喀痰培養結果では，起炎菌か定着菌かの判断を臨床経過も含め判断することが重要

症例 53

- **患者**：70歳，男性
  既往歴：肺気腫，脳梗塞．脳梗塞後のリハビリテーションのため定期通院中．
  現病歴：1週間前より微熱が出現し，2日前より発熱，頻呼吸がみられるようになった．当院を受診したところ，誤嚥性肺炎の診断で一般病棟に入院し，SBT/ABPC（スルバクタム・アンピシリン）を開始した．第4病日の時点で臨床経過は改善傾向であったが，第7病日以降は臨床症状の改善が乏しく，胸部CT検査を実施した．右下葉の肺炎は改善しているが，右胸腔内に被包化された胸水が散在しており，胸腔鏡による掻爬術の実施が不可であったことから，保存的に治療を行うこととなった．
- **診断**：誤嚥性肺炎，多発性被包化胸水

胸部X線検査
右側下肺野に浸潤影，胸水貯留

胸部CT検査
右下肺に浸潤影を認め，右胸腔内に被包化された胸水が散在

血液培養結果
陰性

喀痰検査結果
Miller & Jones 分類：P3
Geckler 分類：5群

塗抹結果		
	グラム	
	陽性	陰性
球菌	3+	3+
桿菌	2+	2+
複数菌貪食像あり		
培養結果		
口腔内常在菌		

問題

誤嚥性肺炎，多発性被包化胸水の治療薬として適切な点滴抗菌薬はどれか？

選択肢：
① CLDM（クリンダマイシン）
② SBT/ABPC 継続
③ MEPM（メロペネム）
④ TAZ/PIPC（タゾバクタム・ピペラシリン）
⑤ LVFX（レボフロキサシン）+ CLDM

解説は次ページ☞

症例 53

正解 ⑤ LVFX+CLDM

解説 誤嚥性肺炎に加え，多発性被包化胸水を合併した症例です．このような症例では，全身麻酔下あるいは局所麻酔下胸腔鏡による掻爬術が必要となりますが，実施困難な施設では，胸腔ドレナージおよび適切な抗菌薬選択が重要となります．

まず喀痰検査結果をみてみましょう．検体に適した喀痰が提出されており，グラム染色で複数菌貪食像を認めることから，誤嚥性肺炎が疑われます．培養結果については【症例51】の解説（⇒ p.112）で記載したとおり，誤嚥性肺炎では起炎菌すべてを同定することは困難なため，寒天培地に発育したコロニーの色・形状から口腔内常在菌と判断した場合には同定検査は実施せず，「口腔内常在菌」と臨床側に報告されることが一般的です．

次に治療について考えてみましょう．一般的な細菌性肺炎では，検出された細菌に対し薬剤感受性検査を実施し，その結果により適切な治療を選択することになります．しかし，誤嚥性肺炎の場合にはたくさんの口腔内常在菌が同時に起炎菌となることから，同定および薬剤感受性検査は通常実施されません．したがって，病態（重症度や耐性菌保菌歴，耐性菌リスクなど）を勘案したうえで抗菌薬を選択することになります．本例では当初，SBT/ABPCの投与で臨床的に改善がみられたことから，緑膿菌やMRSAが起炎菌とは考えにくい状況です．また，本例のように**多発性被包化胸水を認める事例では，炎症が高度な治療初期にはβラクタム系抗菌**薬の臨床効果は顕著ですが，炎症が鎮静化してきた状態かつ胸水が被包化された状態では，水溶性抗菌薬の移行性が低下し，臨床効果が減弱することをしばしば経験します〔【症例25】解説参照（⇒ p.60）〕．以上より，**細菌性胸膜炎で多発性に被包化胸水を認め，かつ胸腔鏡による掻爬術が実施できない場合には，組織移行性の良好な抗菌薬の選択が望まれます**．本例では経験的治療としてSBT/ABPCが開始され，大腸菌や肺炎桿菌をカバーしていることを考慮すると，グラム陰性菌にも抗菌スペクトラムを有するLVFXおよび嫌気性菌をカバーするCLDM（MNZも可）併用へのスイッチが望ましいと考えられます．

抗菌薬一口メモ

■ 抗菌薬の組織移行性

薬剤の組織・臓器移行性を規定する主な因子には，薬剤の分子量，物性（水溶性・脂溶性），その薬剤を取り込む特異的トランスポーターの有無があり，特に抗菌薬に関しては薬剤の水溶性・脂溶性が大きく影響します．水溶性薬剤は組織移行性に乏しいものが多く，代表的なものには，βラクタム系抗菌薬，アミノグリコシド系抗菌薬があります．一方，組織移行性の高い脂溶性抗菌薬には，キノロン系，リンコマイシン系，テトラサイクリン系，サルファ剤などがあります．組織移行性が高いことによるデメリットには，薬剤が組織に広く分布するため，血液や細胞間質液中濃度が相対的に低くなることが挙げられます．

細菌性肺炎が疑われる症例で，かつ喀痰グラム染色で複数菌貪食像を認める場合には，誤嚥性肺炎の可能性を検討する必要あり

症例 54

- **患者**：18歳，男性
  既往歴：なし．
  背景：3週間前に複数の同級生がマイコプラズマ肺炎のため学校を欠席していた．
  現病歴：1週間前より発熱と乾性咳嗽が出現し，近医を受診．急性上気道炎の診断で総合感冒薬を内服していたが，臨床経過が改善せず当院を受診した．胸部理学所見は乏しいものの，胸部X線検査で両肺に散在性のすりガラス影を認めた．
- **診断**：細菌性肺炎（マイコプラズマ肺炎）（A-DROP：0点）

胸部X線検査
両肺にすりガラス影が散在

尿中抗原検査結果
肺炎球菌：陰性
レジオネラ菌：陰性

咽頭ぬぐい液検査結果
マイコプラズマ迅速抗原検査：陽性

喀痰検査結果
Miller & Jones 分類：M2
Geckler 分類：2群

	塗抹結果	
	グラム	
	陽性	陰性
球菌	2+	1+
桿菌	1+	1+
培養結果			
口腔内常在菌			

問題

経験的治療として適切な経口抗菌薬はどれか？

選択肢：
① MINO（ミノサイクリン）
② AZM（アジスロマイシン）
③ LVFX（レボフロキサシン）
④ CFDN（セフジニル）
⑤ CLDM（クリンダマイシン）

解説は次ページ☞

Ⅱ 実践編

M. pneumoniae

症例 54

正解 ② AZM

解説 マイコプラズマ肺炎の症例です．複数の同級生にマイコプラズマ肺炎の罹患がある点や，*Mycoplasma pneumoniae* の潜伏期間が2～3週間である点から，本例は1週間前の近医受診時よりマイコプラズマ肺炎を念頭に精査・加療を検討すべきであったと考えられます．

検査結果については，**マイコプラズマ肺炎の臨床症状は湿性咳嗽より乾性咳嗽が多いため，検査に適した喀痰が得られないことがしばしばあります**．また，良質な喀痰が提出された場合でも，***M. pneumoniae* は細胞壁をもたないためグラム染色で染まりにくく，喀痰塗抹検査の診断的意義は限定的**となります．さらに培養検査に関しても，通常呼吸器検体の培養に用いられる血液寒天培地，チョコレート培地，BTB培地（あるいはマッコンキー培地）では *M. pneumoniae* は発育せず，別途 PPLO 培地を追加する必要があるため，マイコプラズマ肺炎において培養検査を依頼する際には注意が必要です（表）．ただし，**培養検査には1～2週間を要することから，最近ではマイコプラズマ迅速抗原検査やマイコプラズマ LAMP 法（遺伝子増幅検査）を用いることが多くなってきています**．

本例では，マイコプラズマ迅速抗原検査により診断確定されていますが，抗菌薬については，『成人肺炎診療ガイドライン 2017』（日本呼吸器学会）や『肺炎マイコプラズマ肺炎に対する治療指針』（日本マイコプラズマ学会）のいずれでも**第一選択薬はマクロライド系抗菌薬**とされています．よって ① MINO や ③ LVFX でも効果は期待できるものの，本例では ② AZM を正解としました．

表　覚えておきたい細菌名と培地名

細菌名	培地名
インフルエンザ桿菌，淋菌，髄膜炎菌	チョコレート培地
グラム陰性桿菌	BTB 培地，マッコンキー培地
真菌	サブロー培地
抗酸菌	小川培地
百日咳菌	ボルデー・ジャング培地
レジオネラ属	BCYEα 培地，WYOα 培地
マイコプラズマ属	PPLO 培地
C. difficile	CCMA 培地，CCFA 培地

抗菌薬一口メモ

■ マクロライド系抗菌薬の特徴

代表的なマクロライド系抗菌薬として，EM（エリスロマイシン），CAM（クラリスロマイシン），AZM があります．マクロライド系抗菌薬は広い抗菌スペクトラムを有するとともに，細胞内への移行も良好であることからマイコプラズマなどの細胞内寄生細菌にも有効です．EM はマクロライド系抗菌薬のなかで初期に開発されたもので，酸に不安定な性質があります．バイオアベイラビリティは低く，投与は1日4～6回が必要です．その EM に改良を加えたものが CAM であり，酸への安定性が向上しただけでなく，消失半減期が延長したことで1日2回投与が可能となりました．AZM は EM の誘導体で，長い消失半減期により，3日間の服用で1週間効果がある製剤や，徐放剤の登場により単回投与が可能な製剤も販売されアドヒアランスの向上が図られています．このように使い勝手がよいマクロライド系抗菌薬ですが，心血管系の副作用（QTc 延長作用）が報告されており，特に CAM では心機能悪化や死亡に関する長期リスクが上昇する可能性があるため，米国疾病対策予防センター（CDC）は注意を呼びかけています．

マイコプラズマ肺炎の培養検査では，別途 PPLO 培地を追加する

症例 55

- **患者**：60歳，男性
- 既往歴：なし．
- 背景：10日前に温泉旅行．
- 現病歴：3日前より発熱と乾性咳嗽が出現し，その後，呼吸困難が進行したため当院を救急受診した．胸部X線検査で右上中肺野にair bronchogramを伴う浸潤影を認め，急性呼吸不全，腎機能障害，低ナトリウム血症，低リン血症を伴っていたため同日入院となった．
- **診断**：細菌性肺炎（A-DROP：2点）

尿中抗原検査結果
肺炎球菌：陰性
レジオネラ：陰性

血液培養結果
陰性

レジオネラLAMP法（遺伝子増幅検査）
陽性

喀痰検査結果
Miller & Jones 分類：P3
Geckler 分類：5群

塗抹結果		
	グラム	
	陽性	陰性
球菌	−	−
桿菌	−	−
培養結果		
菌発育せず		

問題
経験的治療として最も適しているものはどれか？（複数回答可）

選択肢：
① MINO（ミノサイクリン）
② AZM（アジスロマイシン）
③ LVFX（レボフロキサシン）
④ MEPM（メロペネム）
⑤ SBT/ABPC（スルバクタム・アンピシリン）

解説は次ページ☞

Ⅱ 実践編　119

Legionella

症例 55

正解 ② AZM または ③ LVFX

解説 細菌性肺炎の症例です．患者背景に10日以内の温泉旅行歴があることや，**腎機能障害，低ナトリウム血症，低リン血症を認めることからレジオネラ肺炎が疑われます**．レジオネラ肺炎における低リン血症の機序についてははっきりしていませんが，米国 Winthrop 大学のポイントスコアシステムにおいても低リン血症は重要視されており[1]，レジオネラ肺炎が疑われる場合にはリンの測定も考慮されます．

検査については，レジオネラ尿中抗原は【症例 50】(⇒ p.110) でも記載したとおり感度が若干低く，結果が陰性でもレジオネラ感染を否定することはできません．では，本例における検査上のポイントは何でしょうか．提出された喀痰は Miller & Jones 分類が P3，Geckler 分類が 5 群と，検査に適した喀痰ですが，グラム染色で白血球はみられるものの細菌は検出されず，また培養結果でも菌の発育はみられませんでした．

そこで微生物学的な点から検査結果を検討します．**レジオネラ属は細胞内寄生菌で，主に白血球内に寄生し増殖します**．よって，グラム染色での染色性が悪いため，**通常はヒメネス染色の追加が推奨**されます．また，呼吸器検体の培養で使用される**血液寒天培地，チョコレート培地，BTB 培地では発育しないことから，BCYEα 培地や WYOα 培地などの追加**が必要です．

これらの点から本例の結果を再確認してみると，レジオネラ肺炎であったためグラム染色では菌体が検出されず，さらに追加で BCYEα 培地や WYOα 培地を使用しなかったことから培養検査で菌が発育しなかったものと推測されます．なお，最近では**レジオネラ LAMP 法による遺伝子診断も保険収載されており，感度・特異度が非常に高いことからレジオネラ肺炎の診断には大変有用**です．

最後に，本例の経験的治療としてはレジオネラ肺炎を念頭におき，AZM または LVFX の使用が検討されます．なお**細菌性肺炎で起炎菌が未確定の場合には，市中肺炎で最も頻度の高い肺炎球菌をカバーすることが重要**です．しかし，本例では検査に適した喀痰が検出されているにもかかわらずグラム染色でグラム陽性双球菌がみられない点や，肺炎球菌尿中抗原検査が陰性である点を考慮すると，肺炎球菌による肺炎の可能性はきわめて低いと判断されます．したがって本例では，肺炎球菌に耐性傾向の強い AZM を処方しても問題ないものと推測されます．

文献
1) Cunha BA：Severe Legionella pneumonia: rapid presumptive clinical diagnosis with Winthrop-University Hospital's weighted point score system (modified). Heart Lung 37：311-320, 2008

抗菌薬一口メモ

■ **キノロン系抗菌薬の使い分け**

肺炎球菌などの呼吸器感染症の原因菌への抗菌スペクトラムを高めたキノロン系抗菌薬をレスピラトリーキノロンと呼びます．現在のところ，LVFX，MFLX (モキシフロキサシン)，GRNX (ガレノキサシン)，STFX (シタフロキサシン) が臨床使用可能です．いずれのレスピラトリーキノロンもグラム陽性菌への抗菌スペクトラムは高められていますが，本来備わっていたグラム陰性菌へのスペクトラムは，それぞれで異なります．グラム陽性菌を標的とする場合は，GRNX，MFLX を，緑膿菌などのグラム陰性桿菌へのスペクトラムが必要であれば STFX を用います．LVFX はその中間的な位置づけになります．

喀痰グラム染色で白血球が多数検出されているにもかかわらず細菌がみられない場合には，起炎菌としてレジオネラ属を含むグラム不染菌(マイコプラズマ，クラミドフィラ，レジオネラ，抗酸菌など)の可能性を考慮

症例 56

- 患者：20歳，男性
  既往歴：鼻炎を含めアレルギーなし．
  背景：2週間前に学校内で咳嗽が持続している複数の同級生あり．
  現病歴：1週間前より感冒様症状が出現し，徐々にカタル症状（咳嗽，鼻汁，眼球結膜の充血など）が悪化した．市販の総合感冒薬の効果が乏しいことから当院受診となる．喀痰グラム染色でグラム陰性桿菌を認めたことからインフルエンザ桿菌と推定し，CVA/AMPC（クラブラン酸・アモキシシリン）＋AMPC（アモキシシリン）を開始したが，咳嗽がさらに増悪したため3日後に再診した．
- 診断：気道感染症

胸部X線検査

明らかな異常なし

喀痰検査結果（当院初診時）

Miller & Jones 分類：P1
Geckler 分類：4群

塗抹結果		
	グラム	
	陽性	陰性
球菌	−	−
桿菌	−	2+（短桿菌）
培養結果		
口腔内常在菌		

問題

再診時に処方すべき抗菌薬として適切なものはどれか？

選択肢：
① AMPC
② CVA/AMPC
③ LVFX（レボフロキサシン）
④ CAM（クラリスロマイシン）
⑤ CFDN（セフジニル）

症例 56

正解 ④ CAM

解説 気道感染症の症例です．患者背景としては多数の同級生が同様の症状を有しており，学校内での水平伝播の可能性が疑われます．年齢を考慮すると，一般的にはマイコプラズマ肺炎が疑われますが，胸部X線検査では異常がみられず，その点が合致しません．

次に喀痰検査結果をみてみましょう．グラム染色ではグラム陰性短桿菌を検出していますが，市中感染症で喀痰検体からグラム陰性短桿菌を検出した場合は，疾患頻度から考慮すると*Haemophilus influenzae*感染が疑われます．しかし，初診時の培養検査では同菌の発育はみられず，起炎菌の確定には至りませんでした．

そこで再診時の情報である，①発症1週間前に複数の同級生が呼吸器感染症に罹患していた，②検査に適した検体が得られ，かつグラム染色でグラム陰性短桿菌を検出しているにもかかわらず培養で細菌の発育がみられない，③胸部X線検査では特に明らかな肺炎像なし，④CVA/AMPC＋AMPCによる治療が無効，などを考慮すると，*H. influenzae*以外の起炎菌についても検討する必要がありそうです．そこで最も疑われるのが百日咳です．

百日咳菌（*Bordetella pertussis*）は，カタル症状から遷延性咳嗽を引き起こす百日咳の原因菌であり，グラム染色ではグラム陰性短桿菌に分類されています．培養検査を行う場合にはボルデー・ジャング血液寒天培地や市販のボルデテラCFDN寒天培地などの専用の分離培地が用いられますが，本例では上記のような特殊培地を用いていなかったことから，培養検査で*B. pertussis*を検出することができなかったと推測されます．やはり臨床側から検査側に想定菌を正確に伝えておくことが重要です．

以上より，本例の治療に関しては，再診の時点で百日咳を想定しCAMを選択することが望まれます．

抗菌薬一口メモ

■ **マクロライド系抗菌薬の適応外使用について**

EM（エリスロマイシン）やCAMなどの14員環マクロライド系抗菌薬は，免疫制御や抗炎症作用を有することから，びまん性汎細気管支炎（DPB）に用いられます．また，EMは消化管蠕動ホルモンのモチリンレセプターのアゴニストとしての作用を有することから，消化管機能障害改善を目的として投与されることがあります．しかし，これらの適応外使用は，マクロライド耐性菌の増加を生み出す原因の1つにもなっています．

グラム染色と培養検査の結果を丁寧に見比べることは，起炎菌を想定するうえで重要

カラー図譜　グラム染色・培養

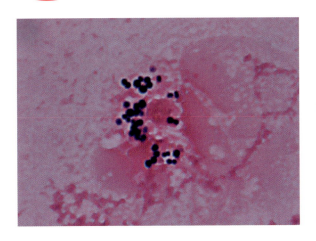

Staphylococcus aureus
【症例1】(⇒p.11)，皮膚膿，グラム染色像

グラム染色では不規則に配列するグラム陽性球菌を認めます．黄色ブドウ球菌は皮膚の常在菌の一種であることから，真の起炎菌か検査採取時の混入（コンタミネーション）かの判断が重要です．

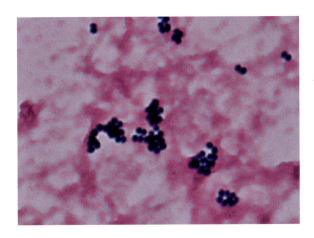

methicillin-resistant *Staphylococcus epidermidis*（MRSE）
【症例12】(⇒p.33)，血液培養，グラム染色像

グラム染色ではグラム陽性球菌を認め，ブドウ状に集簇しています．血液培養からグラム陽性球菌（ブドウ状）を検出した場合には黄色ブドウ球菌か，それ以外のコアグラーゼ陰性ブドウ球菌（CNS：coagulase negative *Staphylococcus*）かの鑑別が臨床上きわめて重要となります．

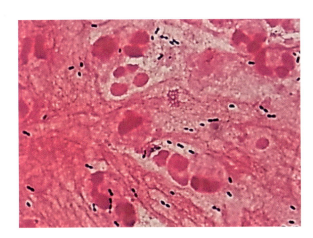

Streptococcus pneumoniae
【症例15】(⇒p.39)，喀痰，グラム染色像

グラム染色では多数の白血球を背景にグラム陽性球菌を認めますが，4連以上の連鎖はほとんどなく2連が中心となっています．また菌体周囲の染色されていない部分は莢膜と考えられます．肺炎球菌に特徴的な所見ですので，ぜひ覚えておきましょう．

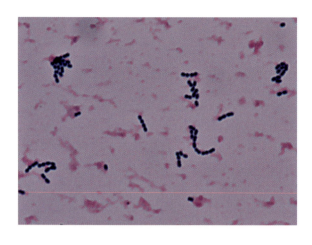

Streptococcus mitis
【症例19】（⇒p.47），血液培養，グラム染色像

グラム染色ではグラム陽性球菌を認めレンサ状を示しています．一般的にレンサ球菌属は腸球菌に比べ長い連鎖を形成することが特徴となります．

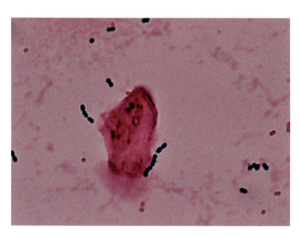

Enterococcus faecalis
【症例21】（⇒p.51），尿，グラム染色像

グラム染色ではグラム陽性球菌を認め，レンサ状のつながりを認めますが，レンサ球菌に比べつながりが短いことが特徴です．ただし2～4連のものは肺炎球菌と間違えてしまうこともあることから注意が必要です．

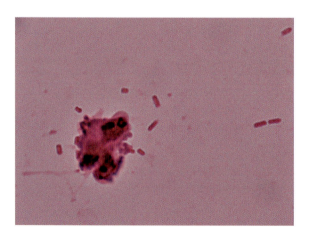

Escherichia coli
【症例24】（⇒p.57），尿，グラム染色像

グラム染色上，グラム陰性桿菌を認めます．大腸菌は，緑膿菌やアシネトバクター属などブドウ糖非発酵グラム陰性桿菌に比べサイズがやや大きく，太めの形状を示すとされています．

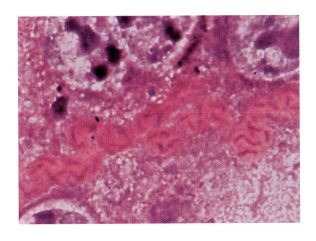

Pseudomonas aeruginosa
【症例 37】(⇒p. 83），喀痰，グラム染色像
やや細めのグラム陰性桿菌で，本例のようなムコ多糖体を産生するムコイド株では細菌の周囲がピンク色に染まっていることがわかります．

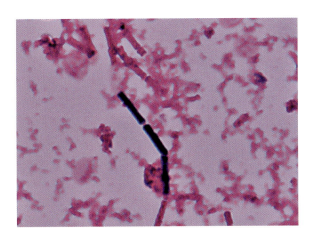

Bacillus cereus
【症例 42】(⇒p. 93），血液培養，グラム染色像
両方の端が比較的角ばったグラム陽性桿菌で，比較的大型です．偏性好気性菌のため，血液培養の嫌気ボトルからは検出されないことが 1 つの特徴となります．

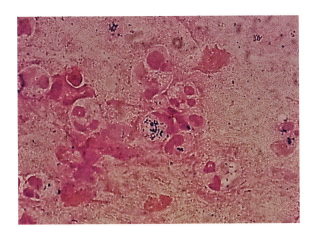

複数菌貪食像
【症例 53】(⇒p. 115），喀痰，グラム染色像
グラム染色では多数の白血球を認め，写真中央の白血球の細胞質内には複数菌（グラム陽性菌およびグラム陰性菌）が貪食されていることがわかります．喀痰検体における複数菌貪食像は，誤嚥性肺炎の際に多く認められます．

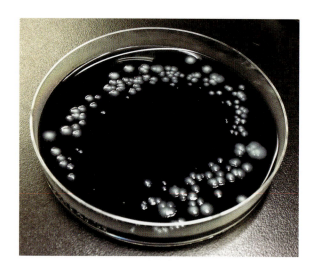

Legionella pneumophila
【症例55】(⇒p.119),喀痰,BCYEα培地
レジオネラ属は血液寒天培地上には発育しませんが,BCYEα培地上では灰白色の平滑な特徴あるコロニーを形成します.

第 **III** 章

検査知識編

❶ 要チェック! 正しい検体採取と搬送のしかた

▌検体の採取から検査は始まっている! ～検査前プロセスの重要性～

　培養検査は，感染症の診断と治療に欠かすことのできない重要な検査です．病態を反映した正確な検査結果を報告するためには，正しい検体の採取が必須となります．また，良質な検体が採取できても，正しい保存がされていなければ正しい検査結果を報告することができません．それどころか，誤った診断や治療を誘導してしまう危険があります．**正しい検査結果を得るためには，検査を始める前の採取や保存の工程，すなわち検査前プロセスが重要**であるといえます．

　検査前プロセスで重要なことは，採取者が正しい採取方法を理解し，適切に検体採取を行うことです．また患者自身が検体を採取する場合，検査の目的や必要性，採取のタイミング，保存方法を十分に説明し，理解を得たうえで実施する必要があります．さらに検体には病原微生物が存在する可能性があり，自分自身や他者を守るため，採取後の検体の取り扱いについても説明しておかなければなりません．

▌何を採るか，いつ採るか

　感染症を疑った場合，① 感染臓器はどこか，② 起炎菌として疑っているのは何か，また ③ いつ採ればよいか，を考慮して検体を採取するのが理想です．しかし，臨床症状から感染部位が推定できない場合もあります．その際は，fever work-up を行い，感染部位の検索を実施します．fever work-up は，**血液培養 2 セット，胸部 X 線検査，尿検査（定性・沈渣・培養）**に加え，必要であれば喀痰培養なども追加します．

　検体採取のタイミングは感染部位や症状によって異なりますが，抗菌薬投与前に採取することが大原則となります．抗菌薬投与後の検体では，病原微生物が発育しなかったり，発育が大変遅くなったりしてしまい，長期間培養しないと検出できないことがあります．その場合，起炎菌がわからないまま治療を行うことになり，使用中の抗菌薬は本当に効いているのか，いつまで投与するのかがわからないまま，やみくもな戦いをすることになります．適正な抗菌薬使用のためにも，抗菌薬投与前に検体を採取することが必須となります．

● 血液培養
　血液培養は，悪寒・意識障害・低体温など，患者の様子が何か変だと思ったときが，採取のタイミングとなります．体温が上昇してからの採取は，菌量が減っているため検出率が低くなる可能性があります．

● 喀痰培養
　喀痰の品質が重要です．**表Ⅲ-1，2** に示す肉眼的品質評価（Miller & Jones 分類）と，顕微鏡的品質評価（Geckler 分類）を用いて評価し，検査に値する品質のものを培養します．唾液成分の多い検体を検査してしまうと，口腔内に定着している細菌の同定や

表Ⅲ-1 Miller & Jones 分類（喀痰の肉眼的品質評価）

M1	唾液，完全な粘性痰
M2	粘性痰の中に膿性痰が少量含まれる
P1	膿性痰で膿性部が 1/3 以下
P2	膿性痰で膿性部が 1/3～2/3
P3	膿性痰で膿性部が 2/3 以上

M1 は特例を除き，呼吸器感染病巣由来とは評価しがたいので
再提出を依頼することもある．

表Ⅲ-2 Geckler 分類（喀痰の顕微鏡的品質評価）

群	細胞数*	
	扁平上皮細胞	白血球
1	>25	<10
2	>25	10～25
3	>25	>25
4	10～25	>25
5	<10	>25
6**	<25	<25

* 1 視野あたり，100 倍で観察
** 6 群は TTA（経気管吸引法），顆粒球減少症の場合に適用

薬剤感受性結果が報告され，無駄な検査をしてしまうだけではなく，誤った治療に導いてしまう可能性もあります．

● 尿培養

尿路感染症の症状があるときに採取します．尿路感染症から移行する敗血症（urosepsis）の際には，血液培養と尿培養を同時に採取しておくことが重要です．**血液培養よりも，尿培養のほうが先に菌の同定や薬剤感受性結果が判明することが多く，より早く標的治療を始めることが可能**となります．

▌検体の保存は冷蔵庫だけではない!

感染症を疑い採取された検体は，一刻も早く検査を開始することが肝心です．しかし，夜間休日に採取した検体を 24 時間体制で受付している施設はまだ多くないのが現状です．採取から検体の提出までに時間を要する場合，重要なのは検体の保存が正しい方法で行われていることです．代表的な検体の保存方法を表Ⅲ-3 に示します．多くの培養検体は冷蔵保存が推奨されていますが，**例外として冷蔵保存してはいけない場合があります．それは髄膜炎菌性髄膜炎・淋菌感染症を疑った場合で，髄膜炎菌や淋菌は低温で保存すると死滅してしまう**ためです．つまり，これらを疑う検体を冷蔵保存してしまうと，培養しても発育しません．また，**血液培養もボトルに血液を入れた時点で培養が開始されるため，冷蔵庫に入れてしまうと培養が停止状態になって**

Ⅲ 検査知識編

表Ⅲ-3　代表的な検体の保存方法

検体	採取容器	保存方法	備考
血液培養	好気・嫌気・小児ボトル	室温	
髄液	滅菌容器		血液培養ボトルに入れる
血管カテーテル先端			乾燥を防ぐため少量の滅菌生理食塩水を入れる
尿・カテーテル尿			淋菌を疑う場合は室温
糞便・腸液		冷蔵庫(4℃)	
胸水・腹水・胆汁			
組織			
喀痰・吸引痰	採痰容器		
咽頭・鼻腔	綿棒		
腟・頸管分泌物			
耳漏・眼分泌物			
膿・ドレーン排液	滅菌容器・綿棒		淋菌を疑う場合は室温
嫌気性菌を疑う場合	嫌気専用容器		
抗酸菌培養	上記検体に準じる	上記検体に準じる	血液の場合は抗酸菌ボトル

しまいます．すぐに提出できない場合は室温で保存し，できるだけ早く検査室に提出できる体制を構築することが必要です．

▌検体搬送はていねいに〜搬送容器に入れて!〜

　検査室に検体を搬送する場合，多くの施設では外来，あるいは病棟からスタッフの手によって搬送されることが多いと考えられます．なかには検体搬送機があり，人の手を介さずに搬送できる施設も存在します．

　検体の搬送で留意しておかねばならないのは，検体には病原微生物が存在している可能性があり，検体搬送時に病院環境を汚染してはいけないということです．容器の蓋が完全に閉まっておらず内容物をこぼしてしまったり，検体をわしづかみにしたままエレベーターのボタンを押したりしないよう，検体搬送には専用の搬送容器が必要です．また，搬送容器に入れることで，検体に貼った患者ラベルが外から見えなくなり，患者情報の保護にもつながります．

┃ いかに案内するかが重要！ ～施設内での周知を徹底～

　検体の採取方法や保存方法の注意点は，どの成書でも同じような内容が書かれています．施設内のルールを除けば採取や保管方法が大きく変わることはありません．重要なのは，検体採取・保管・搬送にかかわるスタッフに，いかに周知するかです．検査別採取容器一覧や検体量，保管方法が一目でわかる案内を作成し，外来や病棟に配布します．筆者の施設の検査案内を表Ⅲ-4 に示します．年に一度はスタッフを対象に説明会を行うのも効果的です．効率的に周知を行い，検査前プロセスの適切な管理を目指しましょう．

表Ⅲ-4　検体採取容器早見表の一例（京都府立医科大学附属病院）

検体	血液			髄液		血管留置カテーテル先端
検査	培養	エンドトキシン・β-D-グルカン プロカルシトニン	迅速	塗抹・培養・迅速	培養	培養
採取容器	血液培養ボトル	ヘパリン採血管 開封厳禁・氷冷	オートセップ	滅菌スクリューキャップスピッツ	小児用血液培養ボトル	滅菌スクリューキャップスピッツ
採取量	好気・嫌気5〜10 mL 小児（1〜4 mL）	5 mL	3 mL	1〜3 mL	1〜4 mL	先端部より5 cm
搬送	室温 2 時間以内に提出	氷冷 受付時間内は，採取後直ちに提出	室温	室温 採取後直ちに提出（15分以内）	室温 なるべく速やかに提出	室温 採取後直ちに提出（15分以内）
保存	室温保存 24 時間以内	4℃ 保存 受付時間外は，翌日提出	4℃ 保存 24 時間以内	保存不可	室温保存 24 時間以内	乾燥防止のため滅菌生理食塩液 1 mL 添加 4℃ 保存 24 時間以内
その他	＊成人・通常時 好気・嫌気の 2 つのボトルで 1 セット．異なる部位から 2 セットを採取． ＊心内膜炎が疑われる場合 異なる時期に 3 セット以上採取． ＊レジオネラの培養があるとき 好気ボトル 1 本追加．	土・日・祝は検査不可 16：30 受付分まで当日報告予定 常温での提出は不可!	クリプトコッカス・ネオフォルマンス抗原	土・日・祝を含め時間内のみ受付可 墨汁染色可 クリプトコッカス・ネオフォルマンス抗原	塗抹鏡検不可 塗抹が必要な場合は主治医が標本作製のこと 墨汁染色不可	乾燥厳禁

Ⅲ　検査知識編　　131

- 検査は検体採取から始まっている！
- 感染臓器によって検体採取のタイミングを見極める！
- 検体の保存方法は，疑う病原微生物により異なる
- 検体搬送時に環境汚染をしてはいけない（搬送容器に入れて運ぶ）
- 検体採取や保存，搬送にかかわるスタッフが一目でわかる検査案内を作成する

コラム3

血液培養とコンタミネーション

　感染症を疑うときに微生物検査は欠かせません．そのなかでも血液培養は特に重要だといわれています．なぜでしょうか．

　微生物検査の検体は，感染を疑う部位からの直接検体採取が理想ですが，いつも無菌的に採取できるとは限りません．しかし，通常は無菌検体である血液から微生物が検出された場合は感染症の原因微生物の可能性が高いと考えられます．また血液培養の結果により，局所感染だけなのか，あるいは菌血症を伴っているかについても判断が可能となります．血液培養は重症度を評価するうえで重要な検査と考えられます．さらに菌血症で治療開始後に血液培養陰性化を確認することは，治療効果判定としても有用であり，特に黄色ブドウ球菌によるカテーテル関連菌血症の場合には，72時間以内の血液培養陰性化が予後を予測するうえで重要な因子とされています．

　血液培養では好気培養ボトルと嫌気培養ボトルをセットにして，2セット・4本以上の培養ボトルに採取することが推奨されています．では，血液培養が陽性のとき，検査室から報告された菌を常に感染症起炎菌としてよいのでしょうか．

　血液培養結果で，基礎疾患を有さない患者から coagulase-negative staphylococci (CNS)，*Aerococcus* spp., *Micrococcus* spp., *Corynebacterium* spp., *Propionibacterium acnes*, *Bacillus* spp. が検出された場合は，汚染（コンタミネーション）の可能性が高いと考えられます．しかし，血管カテーテル留置患者や心臓弁置換術，骨髄移植など基礎疾患を有する患者，好中球減少症などの免疫不全を伴う易感染患者などにおいては，これらの菌種によるカテーテル関連血流感染症，感染性心内膜炎，劇症型敗血症などの報告もあります．このような場合には1セットだけが陽性なのか，あるいは2セット以上が陽性なのかが，真の菌血症を見つけるうえで重要となります．

　血液培養における汚染の原因は，採血時の不十分な皮膚消毒，無菌的な採血操作の破綻，消毒薬や器具の汚染，血液培養ボトル保管環境からの汚染，検査室内での不適切な手技など，さまざまな可能性が考えられます．要するに，血液培養陽性時には菌名だけでは，汚染菌か感染症起炎菌かを判別することは難しく，血液培養陽性セット数，基礎疾患，カテーテル・異物の有無などさまざまな情報から総合的に判断する必要があります．

❷ 実は難しい細菌同定

┃ グラム染色を使いこなそう

　検体採取と微生物同定検査は感染症診療の第一歩です．菌血症の場合は治療開始までの数時間が患者予後に影響するため，検体を採取したらすぐに経験的に抗菌薬を選択しなければなりません．培養をする以上菌名確定に至るまでは早くても1〜2日を要するのが現在の感染症検査の現状です．一方でグラム染色（表Ⅲ-5）は，最も簡単かつ感染巣の状況（現場）を直接知ることのできる検査です．**グラム染色像の情報のみから菌種を断定することは困難ですが，治療方針を決める一助になります**．

┃ 菌名同定という落とし穴

● 誤同定してはいないか

　感染症の診断・治療に的確に対応するには起因菌の菌種同定を正確に行い，その病原性をつまびらかにする必要があります．ターゲットとする細菌種によってその治療

表Ⅲ-5　**主な細菌のグラム染色像**

<table>
<tr><td colspan="3" align="center">球菌</td><td colspan="3" align="center">桿菌</td></tr>
<tr><td rowspan="12">陽性</td><td rowspan="3">ブドウ状</td><td>集簇が強い</td><td>Staphylococcus aureus</td><td>レンサ状</td><td>サイズ大</td><td>Bacillus spp.</td></tr>
<tr><td>散在的</td><td>CNS</td><td>並列，8の字</td><td>葉巻型・楕円形</td><td>Corynebacterium spp.</td></tr>
<tr><td>サイズが小さい</td><td>嫌気性菌</td><td>孤立散在</td><td>芽胞がある</td><td>Clostridium perfringens</td></tr>
<tr><td rowspan="2">レンサ状</td><td>双球菌</td><td>Streptococcus pneu-moniae（砲弾状）
Enterococcus spp.（算盤玉状）</td><td></td><td></td><td></td></tr>
<tr><td>長い連鎖</td><td>溶血性レンサ球菌</td><td></td><td></td><td></td></tr>
<tr><td rowspan="9">陰性</td><td rowspan="2">双球菌</td><td>そら豆状</td><td>Neisseria meningitidis</td><td rowspan="7">一部レンサ状

散在</td><td>サイズ中</td><td>Escherichia coli</td></tr>
<tr><td>サイズが大きい</td><td>Moraxella catarrhalis</td><td>サイズ大</td><td>Klebsiella spp.
Enterobacter spp.
Bacteroides spp.</td></tr>
<tr><td rowspan="5">孤立散在</td><td rowspan="5">円形〜長円形</td><td rowspan="5">Acinetobacter spp.</td><td>細い</td><td>Pseudomonas aeruginosa</td></tr>
<tr><td>サイズ極小</td><td>Serratia marcescens
Haemophilus spp.
Pasteurella multocida</td></tr>
<tr><td>細長い針状</td><td>Fusobacterium nucleatum</td></tr>
<tr><td>弯曲</td><td>Vibrio spp.</td></tr>
<tr><td>螺旋状</td><td>Campylobacter spp.
Helicobacter spp.</td></tr>
</table>

Ⅲ　検査知識編　　133

表Ⅲ-6 誤同定が起こりやすい細菌種

菌種		原因
Streptococcus mitis/oralis	*Streptococcus pneumoniae*	遺伝子的相同性が高い
Escherichia coli	*Shigella* spp.	
Staphylococcus aureus	*Staphylococcus lugdunensis*	表現型性状が類似している
Enterococcus faecalis	*Enterococcus gallinarum*	
迅速発育抗酸菌		同定機器のデータベース充足度や，発育速度の問題
グラム陽性嫌気性菌		

方針も変わってきます．もし菌名が誤っていた場合は薬剤感受性基準が変わるため，薬剤感受性結果は全く別のものとなってしまいます．例えば，大腸菌のシプロフロキサシン（CPFX；シプロキサン）の MIC 解釈基準（ブレイクポイント[*1]）は，CLSI（M100-S28）では（S≦0.06，0.12＜I≦0.5，1＜R）ですが，緑膿菌では（S≦1，I＝2，4＜R）となります．CPFX の MIC が 1 であった場合，菌名が間違っていれば感受性・耐性の判定が変わってしまうことになります．**薬剤感受性結果は正しい菌名同定のうえに成り立ちます．聞き慣れない菌名に遭遇したときには，検査報告書の菌名が正しいものであるのか，どのような方法で同定された菌名であるのか確認することも必要**です（表Ⅲ-6）．

菌名同定に時間がかかるケース

一般的な細菌であれば通常 2〜3 日で菌名同定結果が判明します．しかし，ノカルジア属や真菌などの発育の遅い菌や，嫌気性菌やレジオネラ属，small colony variant と呼ばれる特殊な発育条件を必要とする微生物は，菌種同定に 1 週間以上の時間を必要とする場合があります．そのようなケースでは，**臨床側が検査側に患者情報を十分伝えることが重要であり，その内容によって検査側は長期培養や特殊培養の必要性を検討**します．

報告書に記載されている細菌，それは本当に病原菌なのか

起炎菌か常在菌の混入かを判断することは臨床上きわめて重要ですが，検査報告書に記された菌名が，治療対象とすべき病原菌なのか，あるいは検体採取時に混入しただけの常在菌なのかを判断するには種々の情報が必要です．例えば，検体採取前に抗菌薬を投与していた場合は真の起炎菌が発育してこない可能性もありますし，増菌培

[*1] ブレイクポイント：菌種および抗菌薬ごとに基準値が定められており，その値よりも測定した MIC 値が低い場合には感性（S），高い場合には中間（I）あるいは耐性（R）と判定される．

表Ⅲ-7 人体部位別の主な常在菌

	主な常在菌
鼻腔	*Staphylococcus aureus, Staphylococcus epidermidis,* other CNS, *Streptococcus pneumoniae, Neisseria meningitidis,* etc
口腔内	α-*Streptococcus, Corynebacterium* spp., *Prevotella* spp., *Fusobacterium* spp., *Candida* spp., etc
皮膚	*Staphylococcus aureus, Staphylococcus epidermidis,* other CNS, *Propionibacterium acnes, Micrococcus* spp., *Bacillus* spp., etc
鼠径部	*Lactobacillus* spp., *Corynebacterium* spp., CNS, *Bifidobacterium* spp., etc
消化管内	*Bacteroides* spp., *Bifidobacterium* spp., *Enterococcus* spp., *Escherichia coli, Klebsiella* spp., *Enterobacter* spp., *Clostridium* spp., *Candida* spp., etc

養*2 を実施した場合はわずかな細菌の汚染（コンタミネーション）でも培養結果が陽性となり，治療方針に影響してしまうこともあります．治療方針の選択時には検査報告書の菌名のみに左右されるのではなく，前述のグラム染色による菌量や白血球の有無，さらに患者の状態や検体採取部位など多角的な視点から，起炎菌か常在菌の混入かを判断することが重要です．各臓器・組織の常在菌を表Ⅲ-7に示します．

- 治療方針にはグラム染色像が一助となる
- 起因菌か？ 常在菌の混入か？ 菌量や白血球の有無，検体採取時の状況など多角的な視点から判断する
- 特殊な培養を必要とする場合は十分な患者情報を検査側に伝える
- 薬剤感受性結果は正しい菌名同定のうえに成り立っている

---

*2 増菌培養：採取した検体に菌量が少ない場合に，寒天培地よりも培養の効率がよい液体培地でまず培養し，グラム染色で確認したり寒天培地で培養できるまで菌量を増加させたりすること．血液培養も増菌培養の一種．

コラム4
ASTにおける微生物検査の重要性

　感染症の起炎菌や薬剤感受性結果の理解を深めることは，より的確な抗菌薬適正使用につながります．しかし微生物学というと，学生のときにややこしい横文字の菌名がたくさん並び，抗菌薬の種類も似たような名称が多く難しかった，という印象がある方も多いと思います．

　通常の微生物検査は依頼から報告までに数日かかり，抗酸菌培養検査などは月単位を要します．報告が返ってくるまでじっと待っているだけでは抗菌薬の適正使用に結びつきません．微生物検査の工程が理解できると，何日目にどこまで判明しているのかが把握でき，診断と治療に役立ちます．

検査依頼日（1日目）：検体から塗抹標本を作製し，グラム染色が実施されます．グラム染色は検体が採取された感染巣の状態をみています．細菌のほかに細胞成分や粘液，白血球の状態なども観察できます．報告書ではグラム陰性桿菌やグラム陽性球菌と記載されますが，菌種によりそれぞれ形態が異なり，形態だけで菌名がある程度推定できる場合もあります．

2日目以降：培養検査で発育した細菌集落（コロニー，写真）を観察し，同定検査を実施します．検査室では培地の種類や培養日数は検査依頼情報をもとに決めています．多くの細菌は1〜2日の培養でコロニーを形成します．コロニーは色や形などがさまざまであり，コロニーを見ただけで菌名を推定できる場合もあります．

3日目以降：同定結果が出て菌種名がわかります．ここでアンチバイオグラムが活用できます．同定と同時に薬剤感受性検査が実施できていれば，薬剤耐性菌かどうかもわかります．しかし，複数菌が分離されていた場合は3日目以降に薬剤感受性検査を実施し，判定は翌日以降になります．

　以上のように検査の工程が進むにつれ，日単位で情報量が増えていきます．中間報告を出している検査室も多いですが，積極的に検査室に問い合わせをしてみてください．施設内に微生物検査室がある場合は，ぜひ足を運んでください．臨床検査技師の頭のなかには多くの情報があるにもかかわらず，検査の途中では不確定要素が多いために報告書としては上がってきません．質問を投げかければ，「○○と考えられます」との回答が得られますよ，きっと．

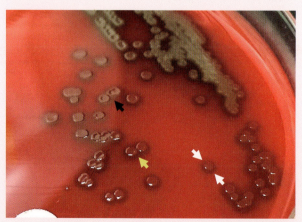

肺炎球菌のコロニー（血液寒天培地）．血液寒天培地上ではコロニー周辺にやや緑がかった溶血帯を認める（α溶血）（白矢印）．またコロニーについては，発育当初は少しつやのある透明の形状を呈するが（黄矢印），時間が経つと肺炎球菌自身が産生するオートリシンにより自己融解し，コロニーの中心部が陥没してくる（黒矢印）．肺炎球菌感染症については肺炎球菌迅速抗原検査も大変有用な検査方法だが，このように，血液寒天培地での溶血性あるいは特徴的なコロニーの形態から肺炎球菌と推測することも可能である．

③ 薬剤感受性検査の落とし穴

▍薬剤感受性検査の実際

　わが国では，多くの検査室が CLSI ドキュメント（⇒コラム②，p. 6）に従って薬剤感受性検査を実施し，結果判定を行っています．現在，ほとんどの検査室では微量液体希釈法での薬剤感受性検査および MIC 測定が行われています．**微量液体希釈法では，薬剤の 2 倍希釈系列に菌液を接種して培養し，肉眼的に菌の発育阻止が確認される最小濃度を MIC 値とします．そのため MIC 値は定量された値ではなく，±1 管差の "誤差" をもつ値として報告されます．**また，同じ微量液体希釈法でも，検査室で使用している機器により測定抗菌薬の濃度幅が異なります．微量液体希釈法測定プレートには，ブレイクポイントより 5 管程度低濃度まで測る MIC プレートと，ブレイクポイント周辺の薬剤濃度のみ測定するブレイクポイントプレートがあります．ブレイクポイントプレートは 1 枚の感受性プレートで，多くの薬剤を測れる利点があるため広く普及していますが，"S≦1 μg/mL" と報告書に記載があったとしても，実際の MIC 値が 1 μg/mL であるのか，0.5 μg/mL であるのか，あるいはそれ以下なのかは知ることができません．

　MIC 値はあくまでも *in vitro* での抗菌活性を示す値です．生体内では感染巣部位やその血流量，薬剤の組織移行性，アルブミン結合率，あるいは細菌のバイオフィルム産生能などがかかわってくるため，それらを加味して治療薬を選択することになります．

　薬剤感受性結果はグラム染色や細菌同定検査よりもおよそ 1～2 日遅れて報告されます．そのため，標的治療での抗菌薬選択および抗菌薬スペクトラム狭域化，薬物動態/薬力学（PK/PD）理論（⇒ p. 166）に基づく投与設計には役立ちますが，初期治療の抗菌薬選択には間に合いません．初期の経験的治療時には感染臓器やグラム染色像の情報に加えてアンチバイオグラム（⇒ p. 140）を参考に抗菌薬を選択します．

▍自施設の薬剤感受性基準を確認する～（S）（I）（R）と判定する「基準」～

　CLSI のブレイクポイント（解釈基準）は米国での診療に即したものであり，毎年のように改定されています．そのため，検査結果報告書の薬剤感受性判定が何年のCLSI ドキュメントに則ったものなのかを確認する必要があります．また，CLSI ドキュメントは厚生労働省の院内感染対策サーベイランス事業（JANIS）などの判定基準とも一部ずれを有しています．例えば，ペニシリン耐性肺炎球菌のブレイクポイントは，CLSI ドキュメントでは 8 μg/mL 以上と設定されていますが，JANIS の耐性菌判定基準では 0.125 μg/mL 以上と設定されています．AST（antimicrobial stewardship team）活動の一環として院内の耐性菌動向調査を行う際には，**自施設の薬剤感受性基準が何に従っているのか，何年に改定されたものかを把握する**必要があります．

Ⅲ 検査知識編　　137

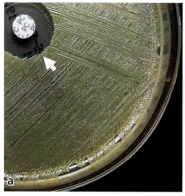 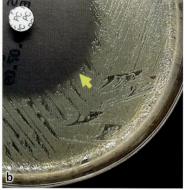

図Ⅲ-1　ペニシリンディスクゾーンエッジテスト（penicillin disk zone edge test）
a：陽性．阻止円辺縁が明瞭であり（白矢印），この場合はβラクタマーゼ産生菌と判定される．
したがって，たとえPCGに感性を示す黄色ブドウ球菌の場合でも同薬剤による治療は避ける
必要がある．
b：陰性．阻止円辺縁が不明瞭であり（黄矢印），この場合はβラクタマーゼ非産生菌と判定される．

> ### 検査結果報告の（S）は必ずしも臨床的に有効ではない!?　～追加試験で薬剤耐性菌を追い詰める～

　ある種の耐性機構を有する細菌では，薬剤感受性検査結果で感性（S）と報告されている場合でもそれが臨床的に有効であると即断してはいけません．実際に有効な薬剤か否かを把握するためには，追加試験での確認が必須です．

　【症例3】（⇒p.15），【症例4】（⇒p.17）で提示したように，*S. aureus*（MSSA）の薬剤感受性結果でPCGのMIC値が≦0.12 μg/mLであったとき，ブレイクポイントに従うと感受性結果は（S）となります．しかし，βラクタマーゼ産生株でありながらペニシリンに対して低いMIC値を示す*S. aureus*が存在するため，βラクタマーゼ産生確認試験〔ペニシリンディスクゾーンエッジテスト（penicillin disk zone edge test）（図Ⅲ-1）やニトロセフィン法（nitrocefin test）など〕での確認が必要となります．この試験に陽性であれば，MIC値にかかわらずペニシリン耐性と判断します．

　また【症例9】（⇒p.27）で示したように，ブドウ球菌属（*Staphylococcus* spp.），β溶血性レンサ球菌（beta-hemolytic *streptococci*）および肺炎球菌（*Streptococcus pneumoniae*）ではクリンダマイシン誘導耐性を保持している場合があります．よって，クリンダマイシンの感受性結果が（S）であってもエリスロマイシンが耐性（R）であれば，誘導クリンダマイシン耐性試験（D-zone test）やエリスロマイシン/クリンダマイシン混合ウェルを用いた誘導耐性試験で確認します．

　つまり薬剤感受性検査結果が（S）であっても，菌種によっては潜在的に耐性遺伝子を有している可能性があることを考慮し，薬剤耐性確認試験を実施する必要があります（表Ⅲ-8）．単純に（S）の抗菌薬を選択するのではなく，適切な耐性確認試験が実施されているか否かを勘案したうえで抗菌薬を選択することが重要になります．

　さらに【症例33】（⇒p.75）のように，一部の細菌では抗菌薬投与後に急速な耐性化をみせることがあります．特に第三世代セファロスポリン系抗菌薬投与によりAmpC

表Ⅲ-8 確認の必要な薬剤と追加試験

確認試験の必要な薬剤	追加試験の対象となる細菌	薬剤耐性確認試験	関連症例
ペニシリン	S. aureus（MSSA）など	βラクタマーゼ産生確認試験（penicillin disk zone edge test, nitrocefin test など）	症例4（⇒p. 17）
クリンダマイシン	S. aureus, Enterococcus 属, Streptococcus 属など	誘導クリンダマイシン耐性試験（D-zone test）	症例9（⇒p. 27）

型βラクタマーゼを大量に産生する細菌（Enterobacter cloacae complex, Citrobacter freundii, Klebsiella aerogenes, Serratia 属菌）や，どの抗菌薬でも治療が長引くと耐性を獲得する細菌（Pseudomonas aeruginosa）は抗菌薬治療中に耐性化する可能性があり，MIC値の経時的な変化には注意が必要です．

- MIC値は"誤差"をもつ値である
- 自施設の薬剤感受性基準を把握する
- 感受性検査結果が感性（S）でも確認のための追加試験が実施されているか要チェック

④ あなたの施設は大丈夫!?　適切なアンチバイオグラムの作成法

■ アンチバイオグラムの基本

● アンチバイオグラムとは

　院内で検出された，菌種ごとの抗菌薬の薬剤感受性率を集積し，データを表にまとめたものをアンチバイオグラムといいます．**自施設でアンチバイオグラムを作成することによって，自施設における特定菌種の薬剤耐性の特徴や，MRSA，ESBL 産生菌などの薬剤耐性菌検出の傾向を知ることができます．**

● アンチバイオグラムのみかたと活用方法

　アンチバイオグラムは，薬剤感受性結果で感性(S)と判定されたものが菌全体の何％を占めているかを表しています．つまり，数字が大きいほどその薬剤に対して感性である株が多く，数字が小さいほど耐性である株が多いということになります（表Ⅲ-9）．

　アンチバイオグラムを自施設で作成する場合，院内で検出された菌のみを対象としているため，施設ごとに傾向が異なります．過去の自施設データ，他施設データや全国データなどと比較することにより，自施設の感染対策や抗菌薬適正使用の現状を知ることができ，今後の活動指標に用いることが可能です．

　また，感染症が疑われる症例に対して，グラム染色結果や臨床経過より原因菌の推定が可能である場合，薬剤感受性結果が判明するまでの経験的治療にどの抗菌薬を投与するか決定するためのツールの 1 つとして利用することができます．

■ アンチバイオグラム作成のルール

● データの収集

　アンチバイオグラムの作成にはいくつかの決まりごとがあり「CLSI-M39-A4」（⇒ コラム 2，p. 6）に明記されています．主なルールは以下のとおりです．まずはこのルールに従ってデータを収集しましょう．

① 入院と外来は分けて集計する

② **初回分離株のみ**を対象とする

③ **スクリーニング検査**で検出された菌は除く

表Ⅲ-9　アンチバイオグラムの例

菌名	菌株数	ABPC	PIPC	CEZ	CTX	CAZ	CFPM	CMZ
E. coli	163	71.2%	86.5%	92.0%	98.8%	98.1%	100.0%	96.3%
		116/163	141/163	150/163	161/163	160/163	163/163	157/163

本表の場合，*E. coli* の ABPC の感受性率は 71.2% となり「院内で検出されている *E. coli* の約 7 割は ABPC に感受性がある」ことになります．
（感性の株数/全株数）×100（%）．

④ 30 株以上検出されている菌種のみを対象とする
⑤ 少なくとも 1 年ごとに改定する

● 必要な薬剤の選択

　薬剤感受性結果が出ているすべての薬剤をアンチバイオグラムに載せるのは意味がありません．不必要な薬剤の掲載は不適切な抗菌薬使用につながる可能性があります．以下の考えかたで掲載の有無を検討します．

① 判定基準があるか

　自施設で採用している薬剤感受性基準を基に「感性(S)」となったもののみを対象とします．薬剤感受性基準がないものや「中間(I)」を含めないようにしましょう．

② 自然耐性ではないか

　例えば，*Klebsiella pneumoniae* は ABPC に自然耐性ですが，CLSI の薬剤感受性基準は「腸内細菌科」で設定されており(S)(I)(R)で判定できてしまいます．そのため感受性率を計算することは可能ですが，自然耐性である以上 ABPC は無効であり，アンチバイオグラムに表記するのは適切ではありません．自然耐性をもつ菌種について理解しておくことが大切です．自然耐性については p. 144 を参照してください．

③ 耐性菌ではないか

　例えば MRSA と判定された場合，セファゾリン(CEZ；セファメジン)は MIC 値にかかわらず「耐性(R)」判定となります．このような判定値の変換を行っていない場合，「MRSA の CEZ 感受性率 30%」といった誤った情報を記載する要因となります．MRSA や ESBL 産生菌など MIC 値に関係なく「耐性(R)」判定となる薬剤が存在する場合，その薬剤の表記は「感受性率 0%」とするか表記しないようにしましょう．

▎京都府立医科大学附属病院の取り組み例

● 携帯用と掲示用のアンチバイオグラム

　当院では，白衣のポケットに収まるように作成した折りたたみ式のポケット版と，A3 サイズのポスター版の 2 種類のアンチバイオグラムを毎年作成しています(図Ⅲ-2)．ポケット版は 1 年間の感受性率を入院と外来別に裏表で掲載しています．一方ポスター版は，入院患者の過去 5 年間の感受性率を掲載しており，感受性の変化を時系列でみることが可能になっています．見やすくするために，薬剤の並び，菌種の並びなど，表の基本的なフォーマットはポケット版とポスター版で統一しています．

● 掲載する薬剤の選択

　先述した基本的な選択とは別に，当院では薬剤感受性結果について菌種ごとに報告する薬剤を選択しています(selective reporting：p. 154 参照)．*S. aureus* のダプトマイシン(DAP；キュビシン)や non-ESBL *E. coli* のメロペネム(MEPM；メロペン)など，実際に検査は行っていますが，適正な抗菌薬を選択してもらうために臨床側へ報告しておらず，アンチバイオグラムにも掲載していません．しかし，薬物アレルギーなどの問題で非掲載の薬剤を使用する必要があり，薬剤部や感染症科などにコンサルテーションがある場合も多々あります．そのため，報告しているもののみを掲載したアンチバイ

Ⅲ 検査知識編　　141

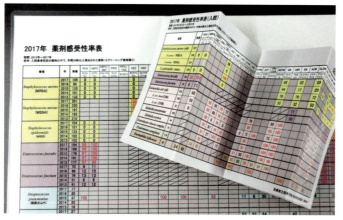

図Ⅲ-2　ポスター版とポケット版
ポスター版はポケット版に比べ掲載されている菌種が多い．また過去5年間の薬剤感受性率を記載しており，経年的な変化を一目で確認することができる．

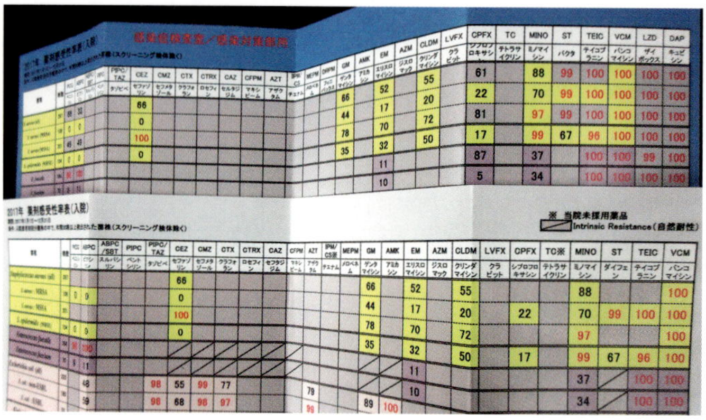

図Ⅲ-3　専門家用（上）と一般用（下）
一般用には，各菌種に対して一般的に使用される抗菌薬の薬剤感受性率のみを記載し，抗菌薬適正使用につながるよう工夫している．一方で専門家用にはさまざまな患者背景や病態にも対応できるよう，薬剤感受性検査を実施したすべての抗菌薬の薬剤感受性率を記載している．

オグラム（一般用）と，検査している薬剤すべてを掲載したアンチバイオグラム（専門家用）の2種類を作成しています（図Ⅲ-3）．抗菌薬を適正に使用できる，コンサルテーションを受ける立場の職種（主にAST要員）のみ専門家用を配布し，適切なアドバイスを行うツールとして活用しています．

● **自然耐性薬剤の明確化**
　アンチバイオグラムの空欄部分が，「自然耐性だから空欄なのか」「判定基準がない，もしくは実施していないから空欄なのか」がわからないとの意見があり，自然耐性である薬剤部分に斜線を入れています（図Ⅲ-2，3）．これにより，菌に詳しくないスタッフにも斜線部分の薬剤は無効であるということが明確にわかり，抗菌薬の選択に役立っています．

● チームの意見を取り入れる

　複数の職種とともに抗菌薬適正使用にかかわるASTでは，それぞれの職種の意見を取り入れるようにしています．「どの薬剤をアンチバイオグラムに掲載するか」や「薬剤の一般名を掲載するか」など複数の職種だからこそ話し合えることがたくさんあります．当院では，現在でも毎年更新のたびに少しずつマイナーチェンジを行っています．いきなり完全なものを作ることは不可能です．「次回はこうしたらどうか」という案を少しずつ取り入れながら，基本的なルールを守りつつ自施設オリジナルのアンチバイオグラムを作成してはいかがでしょうか．

・アンチバイオグラムとは抗菌薬の感受性率のことであり，自施設の抗菌薬適正使用や感染対策の状況を示す1つの指標である
・作成には基本的なルールがあり，それに基づきデータを収集する
・複数の職種同士でよく話し合い，自施設の運用に合ったオリジナルのアンチバイオグラムを作成する

5 薬剤耐性菌に強くなるための 5 つの基本

薬剤耐性菌とは

　　現在，全世界的に薬剤耐性菌の蔓延が問題となっています．AMR（薬剤耐性）対策
や，AS（抗菌薬適正使用支援）など，薬剤耐性菌対策のために医療施設が取り組むべ
き活動も増加しています．さまざまな活動に従事するには，薬剤耐性菌とは何かを
知っておく必要があります．

　　腸内細菌に対してバンコマイシンは効きませんが，これを耐性菌とはいいません．
**本来，効くはずである抗菌薬に対して耐性になった細菌を薬剤耐性菌と呼んでいま
す**．耐性化のメカニズムには自然耐性と獲得耐性があり，**自然耐性はその細菌が元か
らもっている耐性で，獲得耐性は後天的に何らかの形で耐性を獲得したもの**をいいま
す．耐性機序には薬剤を分解する酵素を産生する場合や，細菌が自らの構造を変化さ
せ薬剤の作用点を変えてしまうなど，さまざまな薬剤耐性機構があります．

遺伝子型・蛋白質・表現型で耐性菌を知る

　　**耐性菌を考えるうえで知っておくべきキーワードが，遺伝子型・蛋白質・表現型で
す**．細菌は遺伝子が設計図となり，蛋白質を合成することで細胞を構築したり，酵素
を産生したりします．MRSA を例に挙げると，MRSA は *mecA* という耐性遺伝子を保
有しており，それを設計図とし，PBP2' という蛋白質を産生します．PBP2' は細菌の
細胞壁を合成する蛋白質が変異したもので，この変異蛋白質にペニシリンが結合でき
なくなります．その結果，ペニシリンの MIC 値が上昇します．遺伝子型が *mecA*，蛋
白質が PBP2'，表現型は MIC 値やディスク拡散法などの薬剤感受性結果を示してい
ます．

　　多くの細菌検査室では，薬剤感受性結果から薬剤耐性菌を疑い，ディスク拡散法で
表現型の確認検査を実施しています．しかし，複数の耐性機構が混在する場合や酵素
産生量の違いなどにより，現在の表現型による検査法では検出できない遺伝子型も存
在するため，すべての薬剤耐性菌を検出することは不可能です．また，薬剤耐性にか
かわる蛋白質を検出する検査方法はまだ一般的ではありません．以前は，遺伝子検査
を実施できる施設は限られていましたが，ここ数年で多くの遺伝子検査機器が開発さ
れ，急速に普及する様相を呈しています．とはいえ，遺伝子検査の導入時には高額な
機器が必要なうえに，保険収載されていないなど，その普及には多くの課題も抱えて
います．現在使用可能な検査方法を組み合わせて，感度よく薬剤耐性菌を検出してい
く工夫が必要です．

自施設の測定方法を熟知しておく

　　自施設の検査室や外注先の検査室がどのような方法で薬剤感受性検査を実施してい
るかご存知ですか．薬剤感受性検査は，感染症を疑い採取した材料を培養し，発育し

てきた培地上のコロニーを用い検査を行います．わが国の検査室の多くは，CLSI の判定基準を採用し，薬剤感受性結果を報告しています．しかし，日本中の検査室が，同じ検査法で同定や薬剤感受性検査を行っているわけではありません．多くの施設では細菌自動同定装置で薬剤感受性検査を実施していますが，なかには薬剤感受性プレートで薬剤感受性検査を行っている施設もあります．

細菌自動同定装置は対象薬剤の濃度幅が限られていて，CLSI のガイドラインの改定時もメーカー対応となるため対応に時間を要します．薬剤の濃度幅が限られているため，(S)(I)(R)の判定ができるだけのレンジ，いわゆるブレイクポイント周辺しか薬剤感受性検査をしていない場合が多く，幅広い薬剤濃度での検査は困難です．一方，薬剤感受性プレートを採用している場合は，対象薬剤を選択し，薬剤濃度幅も自由に変更できるメリットはありますが，プレートを目視判定する必要があり検査が煩雑であるうえ，オリジナル処方のプレートは規定枚数以上購入しないと作成できないなどのデメリットもあります．

こうした測定法の特性をおさえるとともに，**自施設の検査室は薬剤感受性検査のどのガイドラインの何年版を採用しているのか，また，薬剤耐性菌の確認試験などの追加検査は何を実施しているのかを把握し，検査室の耐性菌検出スキルを確認しておく**必要があります．

▌薬剤耐性菌の見分け方〜感受性結果から耐性菌を推定する〜

耐性菌を検出するためには，薬剤感受性結果を読み解くことが重要です．検査室から報告される**薬剤感受性結果には，MIC 値と(S)(I)(R)のカテゴリー判定の 2 つがあります**．菌名と各抗菌薬の MIC 値を結びつけることで薬剤耐性菌をある程度は推定することが可能です．MIC 値の測定濃度幅は，測定機器や使用している薬剤感受性プレートにより異なるため，薬剤感受性結果の表記方法が異なります．例えば，イミペネム(IPM)の真の MIC 値が 0.12 μg/mL であった場合，ある装置では IPM≦1 μg/mL と表記されたり，他の装置では IPM≦0.12 μg/mL であったりします．この 2 つの装置の間には，1，0.5，0.12 μg/mL の幅があり，この差が薬剤耐性菌検出の差につながります．

薬剤感受性結果から薬剤耐性菌を推定する場合，重要な点が 2 つあります．1 つは菌種ごとの抗菌力を知っておくこと，もう 1 つは薬剤耐性菌ごとにキーとなる薬剤があるということです．*Klebsiella pneumoniae*(肺炎桿菌)や，*Klebsiella oxytoca*(オキシトカ菌)，*Proteus mirabilis*(ミラビリス菌)に関しては，*Klebsiella* 属のペニシリン耐性を除き自然耐性はなく，本来耐性となる薬剤はありません．これらの菌種で薬剤感受性結果が耐性となっていた場合は，何らかの耐性遺伝子を獲得したと考えます．*Escherichia coli*(大腸菌)は染色体性に *ampC* 遺伝子を保有しますが，プラスミド性*の *ampC* 遺伝子(*P-ampC*)を取り込む場合もあります．*ampC* 遺伝子が発現すると class C β ラクタマーゼが産生され，第一〜三世代のセファロスポリン系と，セファマイシン系，モノ

---

*プラスミド：染色体外性遺伝子のこと．プラスミドは薬剤耐性や毒素産生に関連する遺伝子をもち，これらは同一菌種内だけではなく菌種を超えて伝播することが可能とされる．

表Ⅲ-10　薬剤感受性結果から推定可能な耐性菌

	ABPC	TAZ/PIPC	CEZ	CMZ	CTX	CTRX	CAZ	CFPM	AZT	MEPM
ESBL	↑	→	↑	→	↑	↑	↑	↑	↑	→
P-ampC	↑	↑→[*1]	↑	↑	↑	↑	↑	→	↑	→
ESBL+ampC	↑	↑→[*1]	↑	↑	↑	↑	↑	↑	↑	→
CRE	↑	↑	↑	↑	↑	↑	↑	↑	↑[*2]	↑[*2]

Escherichia coli, Klebsiella pneumoniae, Klebsiella oxytoca, Proteus mirabilis の MIC 値から耐性機序を推定する.
↑：MIC 値が上昇. →：MIC 値は変化なし. [*1]：産生量により MIC 値が異なる. [*2]：遺伝子型により異なる.
ABPC（アンピシリン）, TAZ/PIPC（タゾバクタム・ピペラシリン）, CEZ（セファゾリン）, CMZ（セフメタゾール）, CTX（セフォタキシム）, CTRX（セフトリアキソン）, CAZ（セフタジジム）, CFPM（セフェピム）, AZT（アズトレオナム）, MEPM（メロペネム）

バクタム系の抗菌薬が耐性となります. 酵素の産生量にもよりますが, 第四世代セファロスポリン系抗菌薬は分解されにくいのが特徴です. カルバペネム系抗菌薬のMIC 値が高くなくセファロスポリン系抗菌薬のそれが上昇している場合, セファマイシン系抗菌薬の MIC 値が上昇していなければ ESBL を疑い, セファマイシン系のMIC 値が上昇していれば ampC を疑います.

　注意しなければいけないのは, これらの考えはあくまで典型的な例であり, 複数の耐性遺伝子が発現している場合や, 酵素が過剰に産生されている場合は推定が困難になります. 薬剤感受性結果から推定可能な耐性菌を表Ⅲ-10 に示します.

▌情報共有と感染対策

　薬剤耐性菌の検出を最も早く知りうるのは検査室ですが, その情報を検査室だけで保有していても意味がありません. 病棟内や外来で感染対策をとることで, 耐性菌検出情報は意味をもちます. 情報の内容は, ① どの病棟の, ② どの患者の, ③ どの部位から, ④ どのような耐性菌が検出されたのか, ⑤ その情報をどのタイミングで共有するのかを, 感染対策チーム内で決めておく必要があります. 薬剤耐性菌が検出された際に検査室は, 感染対策チーム, ICD/感染症科医師, 担当医または病棟に連絡し, 感染対策チームが主導で病棟の感染対策支援を行います. ICD/感染症科医師は担当医に治療のコンサルタントを実施します. 感染症法にかかわる薬剤耐性菌が検出される場合もあり, 事務部門も連絡ネットワークに入っていれば保健所への届出管理などの業務を行ってもらえます.

　検出された薬剤耐性菌すべてに同じレベルの感染対策が必要なわけではなく, 薬剤耐性菌ごとに対策のレベルを決めておけば, 検査室から報告された際に検出菌のレベルに応じた感染対策を迅速に開始することができます. 特に, VRSA, VRE, CRE, MDRP, MDRA が 1 例でも検出された場合は, 厳重な対策をとらなければなりません. 即座に対応できるように, 日ごろのコミュニケーションが重要であると考えます.

- 薬剤耐性菌の耐性機構はさまざまである
- 薬剤耐性菌は，遺伝子型・蛋白質・表現型をターゲットに検査している
- 自施設の耐性菌検出能力を知っておく
- 薬剤感受性結果を読むスキルを習得すれば薬剤耐性菌の推定ができる
- 耐性菌検出情報は感染対策チームなどの関係者で共有する

コラム 5

長期培養の依頼が必要な場合

　微生物検査室ではさまざまな方法を駆使して検査を実施しています．検査法によって報告までの時間が異なります．

　インフルエンザウイルス迅速検査やグラム染色は，検査依頼から 1 時間以内，遅くても当日中に報告できます．微生物の遺伝子検査は数日で，特殊な場合は週単位で報告できます．培養検査は検査室側に依頼情報がないと，あらかじめ設定している分離培地に検体を接種し規定の培養条件で培養するだけになります．通常，18〜48 時間の培養後に細菌の集落（コロニー）が発育していれば同定検査に進みます．コロニーが発育してこなければ，依頼から 2〜3 日後に「培養陰性」または「細菌発育せず」などの報告がされます．

　しかし，すべての細菌が 18〜48 時間の培養で発育するとは限りません．また，培養に特殊な培地条件が必要な細菌もいます．百日咳，レジオネラ症，マイコプラズマ肺炎，ノカルジア症はそれぞれ，*Bordetella pertussis*, *Legionella pneumophila*, *Mycoplasma pneumoniae*, *Nocardia* spp. が原因菌となり，特別な培地の準備や培養日数の延長が必要となります．アスペルギルスやムーコルなどの糸状菌では数週間の培養，抗酸菌では 6〜8 週間の培養が必要になります．

　検査依頼時に「○○症または△△菌を疑っている」などの情報があると臨床検査技師は何とか見つけようと努力しますし，「こんな検体は採れませんか」などの逆提案が可能な場合もあります．診療現場と検査室との間で連携のとれる関係が大切です．

❻ 抗酸菌検査の概略をおさえよう

▌ 抗酸菌の種類

　主に結核菌(*Mycobacterium tuberculosis*：TB)と非結核性抗酸菌(Non-tuberculosis Mycobacterium：NTM)に分類されます．NTM はさらに Runyon 分類によって I 群(光発色菌)，II 群(暗発色菌)，III 群(非光発色菌)，IV 群(迅速発育菌)に分けられます(表III-11)．

● 結核菌群

　結核菌群の代表的な菌種といえば TB です．肺結核が代表的な疾患ですが，HIV 感染など免疫不全患者では，肺外結核の頻度が高くなります．そのほか，同じく結核菌群である *M. bovis* を弱毒化したものが BCG として使用されています．

● 非結核性抗酸菌

遅発育菌：培地上の増殖速度が遅く，肉眼的にコロニーが認められるまで 1 週間以上を要する非結核性抗酸菌のことをいいます．

① I 群(光発色菌)：暗所内培養では発育コロニーは灰白色もしくはクリーム色ですが，集落に光を当て培養を続けると鮮やかな黄色に発色する菌群です．代表的な菌種として *M. kansasii, M. marinum* があります．

② II 群(暗発色菌)：暗所内培養でも黄色もしくはオレンジ色に着色したコロニーを形成する菌群です．代表的な菌種としては，*M. scrofulaceum, M. gordonae* などが挙げられます．

表III-11　抗酸菌の主な菌種

			一般的	まれ	
結核菌群			*M. tuberculosis*		
非結核性抗酸菌群	遅発育菌	I群：光発色菌	*M. kansasii* *M. marinum*	*M. intermedium* *M. asiaticum* *M. simiae*	
		II群：暗発色菌	*M. scrofulaceum* *M. xenopi* *M. ulcerans*	*M. gordonae* *M. heckeshornense* *M. lentiflavum*	*M. shinshuense* *M. szulgai*
		III群：非光発色菌	*M. avium* *M. intracellulare* *M. malmoense*	*M. branderi* *M. celatum* *M. genavense* *M. haemophilum* *M. nonchromogenicum*	*M. shimoidei* *M. terrae* *M. triplex* *M. gastri* *M. triviale*
	迅速発育菌	IV群：迅速発育菌	*M. abscessus* *M. fortuitum* *M. chelonae* *M. immunogenum* *M. massiliense*	*M. fortuitum* subsp. *acetamidolyticum* *M. goodii* *M. mageritense* *M. porcinum* *M. Thermoresistibile* *M. Peregrinum* *M. wolinskyi*	

③ Ⅲ群（非光発色菌）：培養時の光の有無にかかわらず，灰白色ないしクリーム色のコロニーを形成する菌群です．肺非結核性抗酸菌の代表的な菌種である *M. avium* complex（MAC）はこの群に含まれています．

迅速発育菌：非結核性抗酸菌のうち1週間以内にコロニー形成が認められる菌種です．臨床的に問題となる代表的な菌種として *M. abscessus*，*M. fortuitum*，*M. chelonae* が挙げられます．

▌抗酸菌の検査

抗酸菌の検査には，大きく分けて「検体の集菌・前処理」「塗抹検査」「核酸増幅検査」「培養同定検査」「薬剤感受性検査」の5つがあります．一般的に，菌の検出感度として一番良好なのは培養同定検査，次に核酸増幅検査，塗抹検査と続きます．

● 検体の集菌・前処理

抗酸菌は発育の遅い菌種が多く，材料中から発育が速い一般細菌を除去する必要があります．そのため，N-アセチル-L-システイン・水酸化ナトリウム法（NALC-NaOH法）と呼ばれる消化・除去法を用いて，喀痰などに含まれる常在菌や一般細菌を除去しています．その後，遠心することにより集菌し，「塗抹検査」「核酸増幅検査」「培養同定検査」へと進みます．

● 塗抹検査

塗抹標本の作製：一般的に「抗酸菌塗抹」は**前処理により均一化した検体を鏡検する**「**集菌塗抹**[*1]」を指し，「－」～「3＋」の表記で報告されます．現在の標準法はこの集菌塗抹ですが，前処理を行うため迅速性に欠ける欠点があります．そこで，**至急時には前処理を行わずに直接検体をスライドガラスに塗布する**「**直接塗抹**[*2]」が用いられることがあります．集菌塗抹に比べて報告までの時間は短縮されますが，検出感度の低下が欠点となります．そのため直接塗抹を行った場合でも，再度集菌塗抹を行う必要があります．

染色方法：**抗酸菌の染色にはチールネルゼン染色と蛍光染色**が行われます．抗酸菌はミコール酸という高分子脂肪酸を有しており，一般的な細菌の染色で用いられるグラム染色では染まりにくいためです．

① チールネルゼン染色（図Ⅲ-4）：石炭酸フクシン液をガスバーナーなどで加温することにより抗酸菌を染色し，1,000倍で鏡検する方法です．抗酸菌は赤色，その他の細菌および細胞は青色に染まります．

② 蛍光染色：オーラミンOやアクリジンオレンジなどの蛍光色素で染め，強い紫外線を照射して200倍で鏡検する方法です．抗酸菌はオーラミンOでは黄緑色～緑色に，アクリジンオレンジでは黄色～オレンジ色に染色されます．蛍光染色はチールネ

[*1] 集菌塗抹：前処理により喀痰を均一化し，かつ他の細菌を除去する．その後遠心により抗酸菌だけを集め，スライドガラスに塗布する方法．直接塗抹での検査より感度が高い．
[*2] 直接塗抹：喀痰を処理せずに直接スライドガラスに塗布する方法．

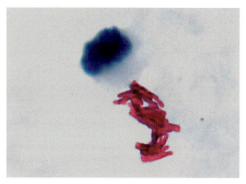
図Ⅲ-4　チールネルゼン染色陽性
赤く染色された桿菌が集簇している．

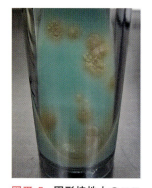
図Ⅲ-5　固形培地上のコロニー
小川培地上に発育した結核菌のコロニー．クリーム色を呈し，表面は粗く，辺縁不整のコロニーを形成している．

ルゼン染色よりも検出感度に優れていますが，糸くずなどの抗酸菌以外のものも蛍光を発するため，菌数の少ない検体ではチールネルゼン染色で再度鏡検する必要があります．

● 核酸増幅検査

　臨床検体を検査対象とした核酸増幅検査では，結核菌群，MAC を検出することができます．塗抹検査よりも感度がよく，培養同定検査より早くに結果が判明するため迅速性に優れていますが，死菌でも陽性と判断されるため治療の効果判定に用いることはできません．また，結核菌群および MAC 以外の菌種については検出できないため，塗抹検査陽性であっても核酸増幅検査が陰性となることがあります．

● 培養同定検査

　培養同定検査には「固形培地」と「液体培地」が用いられます．どちらも生菌が得られるのが最大のメリットです．**固形培地はコロニーとして菌を得ることができる**ため（図Ⅲ-5），混合感染を検出することが可能ですが，**結核菌や遅発育菌の発育が液体培地に比べて遅い**という欠点があります．一方，**液体培地は固形培地に比べて発育が速い**という利点がありますが，**培地が液体であるため混合感染の検出が困難**になります．

　発育陽性となった菌の同定には核酸増幅検査，DNA-DNA ハイブリダイゼーション（DDH）法，質量分析法が主に用いられます．

● 薬剤感受性検査

　薬剤感受性検査を行うためには「菌名の確定」が必須となります．菌種によって検査条件が異なっており，適切な検査を行わないと正しい抗菌薬の選択ができない可能性があるからです．

結核菌の感受性検査：結核菌の薬剤感受性検査には，固形培地もしくは液体培地によ

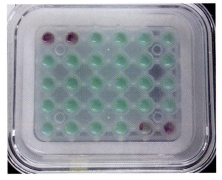

図Ⅲ-6　固形培地による比率法（ビットスペクトル）
ウェルは計30個で，陽性コントロールのウェル，陰性コントロールのウェルおよび各種薬剤を含有したウェルがある．それらの色を比較し，薬剤含有ウェルが陽性コントロールに近い赤色に呈色されれば，その薬剤は耐性と判定される．なお写真中の赤く染まった4つのウェルは陽性コントロールであり，その他のウェルには色調の変化がないことから，本事例では薬剤耐性なしと判断される．

表Ⅲ-12　結核菌の主な薬剤感受性検査方法

主な検査方法	特徴
培地を用いた比率法	一定濃度の薬剤を添加した固形もしくは液体培地に菌液を接種し，菌の発育の有無で判定
微量液体希釈法	さまざまな濃度の薬剤を乾燥固着させたマイクロプレートに菌液を接種し，MIC値で判定
薬剤耐性遺伝子の検出	特定の薬剤〔リファンピシン（RFP：リファジン）など〕の耐性遺伝子を検出することで薬剤耐性を確認

表Ⅲ-13　非結核性抗酸菌の感受性検査

菌種	培養条件	培養日数	判定基準のある薬剤
M. avium complex	35～37℃	7日間（発育が弱ければ10～14日間）	CAM, MFLX, LZD
M. kansasii	35～37℃（5～10% CO_2 培養）	7～14日間	CAM, RFP, AMK, CPFX, EB, LZD, MFLX, ST
迅速発育菌	28～30℃	72時間（発育が弱ければ4～5日間）CAMは14日目で再度判定	AMK, CFX, CPFX, CAM, DOXY, IPM, LZD, MEPM, MFLX, ST, TOB

る比率法（図Ⅲ-6），微量液体希釈法，薬剤耐性遺伝子を検出する方法があり，それぞれ特徴が異なります（表Ⅲ-12）．

非結核性抗酸菌の感受性検査：非結核性抗酸菌感受性検査の基準は，現時点で「CLSI M24-A2」を参考とするか，市販のキットを使用する方法になります．

① CLSIの基準を参考とする場合：主にMAC，*M. kansasii*，*M. marinum*，迅速発育菌ごとに条件や判定薬剤，判定基準が設定されています（表Ⅲ-13）．

② 市販のキットを使用する場合：「ブロスミックNTM（極東製薬工業）」が販売されていますが，**迅速発育菌は判定の対象外**となっているので注意が必要です．このキットを使用する場合，同定菌名を確認したうえで薬剤感受性検査を依頼，実施するようにしましょう．

- 抗酸菌は大きく「結核菌」と「非結核性抗酸菌」の2つに分類できる
- 菌の検出感度は，培養検査＞核酸増幅検査＞塗抹検査である
- 結核菌と非結核性抗酸菌の使用推奨薬剤は種類が異なり，非結核性抗酸菌のなかでも「遅発育菌」と「迅速発育菌」では薬剤感受性検査方法が異なる

＊　＊　＊

　Ⅰ章では感染症診療の原則，Ⅱ章では主に「薬剤感受性検査結果のみかた」についてドリルを通じて学んでいただきました．さらにⅢ章では，微生物検査に関する内容のなかからきわめて重要な部分だけを厳選し，解説しました．少しとっつきにくかったかもしれませんが，感染症診療のスキルをさらにレベルアップするためには避けては通れない部分です．次ページからは，その知識の定着のため，微生物検査に関するドリル5問を用意しました．ぜひ挑戦してください．

症例 57

★ ★ ☆

- 患者：20歳，女性
  現病歴：左大腿部に紅斑・水疱を伴う膿疱が出現した．皮膚科を受診したところ，開放性膿採取後に経験的治療として CEX（セファレキシン）が処方された．
- 診断：膿痂疹

開放性膿検査結果

塗抹結果

	グラム	
	陽性	陰性
球菌	2+（ブドウ状）	−
桿菌	−	−
WBC：2+		

培養結果

Staphylococcus aureus（MSSA）

薬剤感受性結果

薬剤名	MIC	CLSI
CEZ（セファゾリン/セファメジン）	≦1	S
CFX（セフォキシチン）	≦2	S
EM（エリスロマイシン/エリスロシン）	≦0.5	S
CLDM（クリンダマイシン/ダラシン）	≦0.25	S
MINO（ミノサイクリン/ミノマイシン）	≦0.5	S
ST（スルファメトキサゾール・トリメトプリム/バクタ）	≦0.5	S

問題

薬剤感受性結果では 6 剤のみ報告されているが，読者自身の施設の報告方法との違いはあるか？

解説は次ページ☞

Ⅲ 検査知識編

selective reporting

症例 57

解説 MSSA による膿痂疹の症例です．起炎菌は MSSA で，かつ第一世代セファロスポリン系抗菌薬である CEZ に感受性を有することから CEX 内服の効果も期待されます．

さて薬剤感受性結果ですが，一見すると結果が報告されている薬剤数が非常に少ないようにみえます．臨床側からすると，もっと多くの薬剤に対して薬剤感受性検査をしてほしいと思われるかもしれません．しかし，米国 CLSI の薬剤感受性基準では菌ごとに抗菌薬がグループ分けされています（表）．したがって，微生物検査室はグループ A のどの薬剤を日常的に報告するか，またグループ B のなかからどの抗菌薬を選択的に報告するかを，自施設の医師や薬剤師などと相談しながら決定する必要があります．たくさんの薬剤感受性結果が記載されていると，感染症診療に慣れていない医師の場合，どの抗菌薬を選択すべきかかえって混乱する可能性もあります．そこでこのような "selective reporting（選択的報告）" を実施すれば，**検出されている細菌に対して使用頻度の高い抗菌薬の薬剤感受性結果のみが報告される**ことになり，不適切な抗菌薬が処方されるおそれも軽減されます．これは，抗菌薬適正使用の観点から

表 米国 CLSI の感受性基準の抗菌薬のグループ分けの一例

グループ A	必ず薬剤感受性検査を行い最初から薬剤感受性結果を報告する抗菌薬
グループ B	最初から薬剤感受性検査を行うが，結果は選択的に報告する抗菌薬
グループ C	必ずしも最初から薬剤感受性検査を行わず，必要な症例にのみ追加的に検査・報告する抗菌薬

は非常に重要な報告方法といえます．

本例の薬剤感受性結果ですが，*S. aureus* では EM，CLDM，ST はグループ A に分類され，また，MPIPC（オキサシリン）や CFX は MSSA と MRSA を判別する薬剤として重要で，こちらもグループ A に分類されています．さらに CEZ は MPIPC や CFX と薬剤感受性結果がほぼ一致することから，実質的にはグループ A の抗菌薬と考えることができます．なお，MINO はグループ B に分類される抗菌薬ですが，皮膚軟部組織感染症では使用頻度の高い薬剤であることから，開放性膿から検出された *S. aureus* に対しては初回から MINO の薬剤感受性結果を報告することは合理的と考えられます．

なお "selective reporting" については第 I 章（⇒p. 5）や p. 141 も参照ください．

> "selective reporting（選択的報告）" の概念を理解する

症例 58

★★★ ☑ ☐

- **患者**：42歳，女性
  既往歴：なし．
  現病歴：4日前に発熱，下腹部痛，腰痛が出現したため，同日当院を受診した．血液培養と尿培養を提出したのち，CTRX（セフトリアキソン）による点滴治療を開始．現在，臨床症状は著明に改善している．
- **診断**：急性腎盂腎炎，菌血症

■ 尿検査結果

塗抹結果		
	グラム	
	陽性	陰性
球菌	−	−
桿菌	−	3+
WBC：2+		
培養結果		
Escherichia coli		

■ 血液培養

Escherichia coli 検出

■ 薬剤感受性結果（尿・血液）

薬剤名	MIC	CLSI
ABPC（アンピシリン/ビクシリン）	＞32	R
TAZ/PIPC（タゾバクタム・ピペラシリン/ゾシン）	≦4	S
CEZ（セファゾリン/セファメジン）	＞16	R
CMZ（セフメタゾール/セフメタゾン）	64	R
CTX（セフォタキシム/セフォタックス）	16	R
CPDX−PR（セフポドキシムプロキセチル/バナン）	16	R
CFPM（セフェピム/マキシピーム）	≦1	S
MEPM（メロペネム/メロペン）	≦0.5	S
IPM/CS（イミペネム・シラスタチン/チエナム）	≦0.5	S
GM（ゲンタマイシン/ゲンタシン）	≦1	S
CPFX（シプロフロキサシン/シプロキサン）	0.5	S
ST（スルファメトキサゾール・トリメトプリム/バクタ）	＞8	R

■ ESBL 確認試験

陰性

問題

本例で検出された *E. coli* について考えられる耐性機序は何か？

解説は次ページ☞

Ⅲ 検査知識編

プラスミド性 AmpC 型 β ラクタマーゼ

症例 58

解説 【症例 24】(⇒p. 57)とほぼ同じ問題ですが，薬剤感受性結果が少し異なっています．本例では微生物検査の視点から症例をみてみましょう．主な注目点は CEZ と CMZ が耐性となっている点です．

CMZ の *E. coli* に対する薬剤感受性率は，JANIS（Japan Nosocomial Infections Surveillance：厚生労働省院内感染対策サーベイランス事業）の 2017 年のデータでは 97.8% とされており，本例のような CMZ 耐性 *E. coli* 株はまれと考えられます．

では，耐性機序をどのように考えればよいでしょうか．まず *E. coli* と聞くと ESBL 産生菌が想起されますが，本例の薬剤感受性結果をみると ESBL 確認試験は陰性となっています．そこで【症例 33】(⇒p. 75)で登場した AmpC 型 β ラクタマーゼという言葉を思い出してください．*E. coli* も染色体性に AmpC 型 β ラクタマーゼ産生遺伝子を有しますが，実臨床上は CEZ や CMZ の感受性に影響しないことがほとんどです．しかし，**プラスミド性に AmpC 型 β ラクタマーゼ産生遺伝子を保有し，耐性化している菌株もあることから注意が必要**です．つまり，今回検出された大腸菌の菌株は，プラスミド性(⇒p. 145)に AmpC 型 β ラクタマーゼ産生遺伝子を獲得し，その影響により第一〜三世代セファロスポリン系とセファマイシン系抗菌薬が耐性化した可能性が考えられます．

なお，本章「⑤ 薬剤耐性菌に強くなるための 5 つの基本」の「薬剤耐性菌の見分け方〜感受性結果から耐性菌を推定する〜」(⇒p. 145)が本例を考えるうえで参考になります．再度ご確認ください．

まとめ

CMZ 耐性の *E. coli* や *Klebsiella* 属ではプラスミド性 AmpC 型 β ラクタマーゼに要注意

症例 59

- **患者**：70歳，女性
  既往歴：慢性腎臓病．
  現病歴：5日前に発熱，下腹部痛，腰痛が出現し，当院を受診．血液培養と尿培養を提出したのち，MEPM（メロペネム）による点滴治療を開始した．現在，臨床症状は改善している．
- **診断**：急性腎盂腎炎，菌血症

尿検査結果

塗抹結果		
	グラム	
	陽性	陰性
球菌	−	−
桿菌	−	3+
WBC：2+		
培養結果		
Escherichia coli		

血液培養

Escherichia coli 検出

薬剤感受性結果（尿・血液）

薬剤名	MIC	CLSI
ABPC（アンピシリン/ビクシリン）	>32	R
TAZ/PIPC（タゾバクタム・ピペラシリン/ゾシン）	≦4	S
CEZ（セファゾリン/セファメジン）	32	R
CMZ（セフメタゾール/セフメタゾン）	≦2	S
CTX（セフォタキシム/セフォタックス）	8	R
CPDX-PR（セフポドキシムプロキセチル/バナン）	16	R
CFPM（セフェピム/マキシピーム）	2	S
MEPM（メロペネム/メロペン）	≦0.5	S
IPM/CS（イミペネム・シラスタチン/チエナム）	≦0.5	S
GM（ゲンタマイシン/ゲンタシン）	≦1	S
CPFX（シプロフロキサシン/シプロキサン）	0.25	S
ST（スルファメトキサゾール・トリメトプリム/バクタ）	>8	R

ESBL 確認試験

未実施

問題

本例ではESBL確認試験を実施していないが，もし実施して陽性であった場合には検査結果にどのような変更点が生じるか？

解説は次ページ☞

ESBL 確認試験

症例 59

解説 【症例26】(⇒p.61)とほぼ同じ問題ですが，異なっている点は，ESBL 確認試験が未実施であることと，CFPM が同じ MIC 値であるにもかかわらず，【症例26】では耐性，本例では感性と判定されている点です．そこで，ここでは ESBL 検出のプロセスについて考えてみたいと思います．

みなさんにもお馴染みの"ESBL"という言葉ですが，以下の基準で ESBL 確認試験を行うか否かを判断します(表1)．例えば，*E. coli* の CTX に対する MIC 値が 2 μg/mL 以上であれば，確認試験を実施します．陽性であれば **ESBL 産生菌**との判断で，TAZ/PIPC，CMZ，カルバペネム系抗菌薬など一部の抗菌薬を除き，**すべてのペニシリン系抗菌薬およびセファロスポリン系抗菌薬は耐性と報告**することになります．

ところで米国 CLSI は，*E. coli* を含む腸内細菌科細菌に対する薬剤感受性基準を 2010 年に大幅に変更しました．例えば，従来は CTX の MIC 値は 8 μg/mL 以下が感性であったのが，2010 年以降は 1 μg/mL 以下が感性となり，大幅にブレイクポイントが引き下げられました．この変更により，感性と判定される *E. coli* が減少する一方，**改定後の薬剤感受性基準を用いて判定を行った場合には ESBL 確認試験を実施することなく結果を報告することが可能**となりました(表2)．したがって，検査室によっては

表1 ESBL 産生菌検出のためのスクリーニング基準〔CLSI 2018(M100-S28)〕

菌種	抗菌薬	MIC 値(μg/mL)
E. coli *K. pneumoniae* *K. oxytoca*	CPDX	≧8
	CAZ	≧2
	AZT	≧2
	CTX	≧2
	CTRX	≧2
P. mirabilis	CPDX	≧2
	CAZ	≧2
	CTX	≧2
結果判定	上の基準を1つでも満たせば確認試験へ	

表2 *E. coli* に対する薬剤感受性判定および ESBL 確認試験(2009 年版と 2010 年版以降の検査プロセスの違い)

CTRX の MIC 値 (μg/mL)	CLSI 2009 (M100-S19)		CLSI 2010 (M100-S20)	
	判定	ESBL 確認試験	判定	ESBL 確認試験
1	S	必要なし	S	必要なし
2	S	必ず実施．陽性 であれば判定を R に変換	I	実施可
4	S		R	
8	S		R	
16	I		R	

耐性機序についての検討は行わず，臨床的に使用可能か否かに主眼をおいて(S)(I)(R)の判定を報告している施設もあります．

もちろん，2010 年以降の CLSI の薬剤感受性基準を使用している場合でも，疫学的あるいは感染管理の目的で ESBL 確認試験を実施し，臨床側に結果を報告している施設もありますので，自施設での検査プロセスを把握しておくことが重要です．

E. coli, *K. pneumoniae*, *K. oxytoca* および *P. mirabilis* に対する薬剤感受性検査では，ESBL 確認試験が行われているか否かを確認することが重要

症例 60

- **患者**：55歳，男性
  現病歴：大腸癌術後，MRSAによる創部感染が生じたため，VCM（バンコマイシン）点滴静注を開始した．臨床経過が良好なため，薬剤感受性結果を参考にFOM（ホスホマイシンカルシウム）内服に変更を行った．
- **診断**：創部感染

開放性膿検査結果

塗抹結果

	グラム 陽性	グラム 陰性
球菌	1+（ブドウ状）	−
桿菌	−	−
WBC：2+		

培養結果

Staphylococcus aureus（MRSA）

薬剤感受性結果

薬剤名	CLSI
GM（ゲンタマイシン/ゲンタシン）	S
MINO（ミノサイクリン/ミノマイシン）	R
EM（エリスロマイシン/エリスロシン）	R
CLDM（クリンダマイシン/ダラシン）	R
LVFX（レボフロキサシン/クラビット）	R
FOM（ホスホマイシン/ホスミシン）	S
ST（スルファメトキサゾール・トリメトプリム/バクタ）	S
TEIC（テイコプラニン/タゴシッド）	S
VCM（バンコマイシン）	S
LZD（リネゾリド/ザイボックス）	S

問題

本例の薬剤感受性結果に問題点はあるか？

症例 60

解説 MRSA創部感染の症例です．VCMによる治療で臨床経過が良好なことから内服薬への変更が検討されました．主治医は薬剤感受性結果を確認したうえで，感受性のあるFOM内服を選択しています．

ここでさらに詳細に薬剤感受性結果を確認してみましょう．検査結果にはFOMが含まれていますが，これが1つの落とし穴となります．**米国CLSIの判定基準では，*S. aureus*の項目にFOMの薬剤感受性基準は存在しません**．また，**米国では，FOMは一般的に尿路感染症での使用を想定しているため，尿路系の検体から得られた細菌にのみ薬剤感受性結果を報告**することになっています．したがって，本例のように開放性膿から検出されたMRSAに対して薬剤感受性結果を報告してはいけません．さらに，米国で使用されるFOM内服（ホスホマイシントロメタミン）は1回3gの単回使用で，かつ腸管吸収率が40%程度あります．一方，わが国のFOM内服（ホスホマイシンカルシウム）は1日量2〜3gを3〜4回に分割して使用され，腸管吸収率も12%程度とされています．

以上より，たとえFOMの薬剤感受性結果がCLSIの基準で感性と判定された場合でも，MRSA創部感染に対しては効果を担保するものではないということになります．

ところで海外の論文では，種々のMRSA感染症に対しFOMが効いたとするものもありますが，多くの場合はFOM（ホスホマイシンナトリウム）が点滴静注されており，さらに1日12〜24gと大量投与した場合のデータです．したがって，単純に「FOMはMRSA感染症に効く」と解釈するのではなく，**薬剤感受性基準がどのような前提で実施されているかを理解しておくことは重要**です．

薬剤感受性検査の際に用いられる薬剤感受性基準がどのような感染症を前提に決められているかを理解しておくことが重要

症例 61

★★★

- 患者：70歳，女性
  既往歴：脳梗塞，誤嚥性肺炎．
  背景：身長160 cm，体重60 kg，血清クレアチニン値0.7 mg/dL．
  現病歴：誤嚥性肺炎で入退院を繰り返している患者．今回も誤嚥性肺炎のため入院となりSBT/ABPC（スルバクタム・アンピシリン）による治療を開始した．いったん経過は安定したが，再度低酸素血症と喀痰・咳嗽が増悪．喀痰グラム染色で多数の白血球およびやや細めのグラム陰性桿菌を認めた．緑膿菌を想定しCAZ（セフタジジム）を1回1g，1日3回で開始した．
- 診断：緑膿菌肺炎

喀痰検査結果

Miller & Jones 分類：P3
Geckler 分類：5群

塗抹結果		
	グラム	
	陽性	陰性
球菌	−	−
桿菌	−	3+
培養結果		
Pseudomonas aeruginosa		

血液培養結果

陰性

薬剤感受性結果（喀痰）

薬剤名	MIC	CLSI
PIPC（ピペラシリン/ペントシリン）	32	I
TAZ/PIPC（タゾバクタム・ピペラシリン/ゾシン）	32	I
CAZ（セフタジジム/モダシン）	8	S
CFPM（セフェピム/マキシピーム）	8	S
AZT（アズトレオナム/アザクタム）	32	R
MEPM（メロペネム/メロペン）	4	I
IPM/CS（イミペネム・シラスタチン/チエナム）	1	S
AMK（アミカシン）	≦2	S
GM（ゲンタマイシン/ゲンタシン）	≦1	S
LVFX（レボフロキサシン/クラビット）	4	I
CPFX（シプロフロキサシン/シプロキサン）	1	S

問題

緑膿菌肺炎の治療に関し，薬剤感受性結果をみるうえで注意すべき点はどこか？

解説は次ページ☞

基準となる抗菌薬投与方法

症例 61

解説 誤嚥性肺炎の治療中に緑膿菌肺炎を発症した事例ですが，まずは当患者のクレアチニンクリアランス(Ccr)を求めてみましょう．

Cockcroft-Gault の計算式は

男性：$Ccr = \dfrac{(140-年齢)\times 体重(kg)}{72\times 血清クレアチニン値(mg/dL)}$

女性：$Ccr = \dfrac{0.85\times\{(140-年齢)\times 体重(kg)\}}{72\times 血清クレアチニン値(mg/dL)}$

となりますので，本例では約 71 mL/分となります．つまり抗菌薬の投与量については特に減量の必要はなさそうです．

次に薬剤感受性結果をみてみると，CAZ は(S)となっており，CAZ による経験的治療は問題ないようにみえます．しかし，MIC 値 = 8 µg/mL となっており，**測定の誤差を考えると 1 管差，つまり MIC 値は 4 µg/mL または 16 µg/mL となる可能性があります**(⇒p.137)．もし，本例の真の MIC 値が 16 µg/mL であったとすると，判定は(I)となり，臨床的な効果が期待できない可能性も考えられます．さらに，本例では CAZ：1 回 1 g，1 日 3 回の投与を開始していますが，米国 CLSI の薬剤感受性基準を確認すると，緑膿菌の薬剤感受性結果は CAZ：1 回 1 g，1 日 4 回または 1 回 2 g，1 日 3 回という用法に基づくと記載されています．つまり，CLSI が推奨する抗菌薬の投与方法とは異なった投与をした場合には，臨床的な効果が期待できない可能性もあり，本例のように MIC 値が(S)と(I)の境界付近にある場合には特に注意が必要ということになります．

ところで，同じ CAZ を使用する場合でも，大腸菌や *Klebsiella* 属などの腸内細菌科細菌に対しては，1 回 1 g，1 日 3 回での使用が基準とされています．このように，抗菌薬の投与量は CLSI によって**微生物ごとに定められた用法・用量**のほか，**感染部位や添付文書の用法・用量など，種々の情報を勘案したうえで最終決定することが重要**です．表も参照ください．

表 S 判定の基準となる用法・用量(CLSI M100-S28 より)
下記表は CLSI による判定基準を定めるための用法・用量であり，治療の用法・用量とは異なります．使用の際には各抗菌薬の添付文書を必ずご確認ください．

	薬剤	MIC 値(S 判定)	用量
腸内細菌科	AZT	≦4 µg/mL	1 回 1 g　1 日 3 回
	CEZ	≦2 µg/mL	1 回 2 g　1 日 3 回
	CFPM	≦2 µg/mL	1 回 1 g　1 日 2 回
	CTX	≦1 µg/mL	1 回 1 g　1 日 3 回
	CTRX	≦1 µg/mL	1 回 1 g　1 日 1 回
	CAZ	≦4 µg/mL	1 回 1 g　1 日 3 回
S. pneumoniae	PCG	≦2 µg/mL	1 回 200 万単位　1 日 6 回
P. aeruginosa	AZT	≦8 µg/mL	1 回 1 g　1 日 4 回　or　1 回 2 g　1 日 3 回
	CFPM	≦8 µg/mL	1 回 1 g　1 日 3 回　or　1 回 2 g　1 日 2 回
	CAZ	≦8 µg/mL	1 回 1 g　1 日 4 回　or　1 回 2 g　1 日 3 回
	MEPM	≦2 µg/mL	1 回 1 g　1 日 3 回
	PIPC	≦16 µg/mL	1 回 3 g　1 日 4 回
	PIPC/TAZ	≦16 µg/mL	1 回 3 g　1 日 4 回
Acinetobacter spp.	MEPM	≦2 µg/mL	1 回 1 g　1 日 3 回　or　1 回 500 mg　1 日 4 回

まとめ

薬剤感受性結果をみる際には，CLSI による判定を行うために菌種ごとに設定された抗菌薬投与量を勘案することが重要

付録

付録 1　本書で取り上げた主な抗菌薬のスペクトラム

抗菌薬系統	ペニシリン系		βラクタマーゼ阻害薬配合		セファロスポリン系 第一世代	第二世代		第三世代			第四世代	カルバペネム系		モノバクタム系
抗菌薬略号	PCG	ABPC	SBT/ABPC	TAZ/PIPC	CEZ	CTM	CMZ	CTX	CTRX	CAZ	CFPM	IPM/CS	MEPM	AZT
一般名	ベンジルペニシリン	アンピシリン	スルバクタム・アンピシリン	タゾバクタム・ピペラシリン	セファゾリン	セフォチアム	セフメタゾール	セフォタキシム	セフトリアキソン	セフタジジム	セフェピム	イミペネム・シラスタチン	メロペネム	アズトレオナム
代表的商品名	ペニシリンGカリウム	ビクシリン	ユナシン-S	ゾシン	セファメジン	パンスポリン	セフメタゾン	セフォタックス	ロセフィン	モダシン	マキシピーム	チエナム	メロペン	アザクタム

グラム陽性菌
菌種	PCG	ABPC	SBT/ABPC	TAZ/PIPC	CEZ	CTM	CMZ	CTX	CTRX	CAZ	CFPM	IPM/CS	MEPM	AZT
Enterococcus faecalis														
Enterococcus faecium														
MSSA														
CA-MRSA														
HA-MRSA														
Staphylococcus epidermidis（MRSE）														
Staphylococcus lugdunensis														
Staphylococcus saprophyticus														
Streptococcus pneumoniae														
Viridans streptococci														
Listeria monocytogenes														

グラム陰性菌
菌種	PCG	ABPC	SBT/ABPC	TAZ/PIPC	CEZ	CTM	CMZ	CTX	CTRX	CAZ	CFPM	IPM/CS	MEPM	AZT
Citrobacter freundii														
Citrobacter koseri														
Enterobacter cloacae														
Klebsiella（Enterobacter）aerogenes														
Escherichia coli（non ESBL）														
Escherichia coli（ESBL）														
Klebsiella pneumoniae														
Proteus mirabilis														
Acinetobacter baumannii														
Pseudomonas aeruginosa														
Stenotrophomonas maltophilia														
Haemophilus influenzae														
Legionella sp.														
Moraxella catarrhalis														
Neisseria gonorrhoeae														
Neisseria meningitidis														

嫌気性菌
菌種	PCG	ABPC	SBT/ABPC	TAZ/PIPC	CEZ	CTM	CMZ	CTX	CTRX	CAZ	CFPM	IPM/CS	MEPM	AZT
Peptostreptococcus														
Bacteroides fragilis														
Clostridioides（Clostridium）difficile														

その他
菌種	PCG	ABPC	SBT/ABPC	TAZ/PIPC	CEZ	CTM	CMZ	CTX	CTRX	CAZ	CFPM	IPM/CS	MEPM	AZT
Mycoplasma pneumoniae														

■ よく効く
■ 効く
■ 菌株によっては効く
□ 無効，あるいは臨床的に適応とならない

抗菌薬系統	キノロン系			アミノグリコシド系			リンコマイシン系	マクロライド系		テトラサイクリン系	グリコペプチド系		環状リポペプチド系	オキサゾリジノン系	ST合剤	原虫治療薬
抗菌薬略号	CPFX	LVFX	MFLX	GM	TOB	AMK	CLDM	CAM	AZM	MINO	VCM	TEIC	DAP	LZD	ST	MNZ
一般名	シプロフロキサシン	レボフロキサシン	モキシフロキサシン	ゲンタマイシン	トブラマイシン	アミカシン	クリンダマイシン	クラリスロマイシン	アジスロマイシン	ミノサイクリン	バンコマイシン	テイコプラニン	ダプトマイシン	リネゾリド	スルファメトキサゾール・トリメトプリム	メトロニダゾール
代表的商品名	シプロキサン	クラビット	アベロックス	ゲンタシン	トブラシン	アミカシン	ダラシン	クラリス	ジスロマック	ミノマイシン	バンコマイシン	タゴシッド	キュビシン	ザイボックス	バクタ	フラジール
Enterococcus faecalis																
Enterococcus faecium																
MSSA																
CA-MRSA																
HA-MRSA																
Staphylococcus epidermidis（MRSE）																
Staphylococcus lugdunensis																
Staphylococcus saprophyticus																
Streptococcus pneumoniae																
Viridans streptococci																
Listeria monocytogenes																
Citrobacter freundii																
Citrobacter koseri																
Enterobacter cloacae																
Klebsiella（Enterobacter）aerogenes																
Escherichia coli（non ESBL）																
Escherichia coli（ESBL）																
Klebsiella pneumoniae																
Proteus mirabilis																
Acinetobacter baumannii																
Pseudomonas aeruginosa																
Stenotrophomonas maltophilia																
Haemophilus influenzae																
Legionella sp.																
Moraxella catarrhalis																
Neisseria gonorrhoeae																
Neisseria meningitidis																
Peptostreptococcus																
Bacteroides fragilis																
Clostridioides（Clostridium）difficile																
Mycoplasma pneumoniae																

◆各抗菌薬の有効性の目安を示した（あくまでも目安であり，実際の処方の際には添付文書や各病院のローカルファクターを参照のこと）.

コラム6

抗菌薬のPK/PD理論とは

薬物動態/薬力学（PK/PD：pharmacokinetics/pharmacodynamics）理論は，薬物をある用法・用量で投与した場合に，どの程度の有効性や副作用が発現するのかを予測するための手法として用いられています．特に抗菌薬の分野では，抗菌薬投与後の薬物動態（PK）と細菌への効果（PD）との関係を評価しやすいことから広く用いられています[1]．

抗菌薬のPK/PD理論では，PKパラメーターとして，AUC（血中濃度曲線下面積），C_{max}（またはC_{peak}）（最高血中濃度）を，PDパラメーターとして細菌の最小発育阻止濃度（MIC：minimal inhibitory concentration）を用います．抗菌薬のPK/PDパラメーターは，抗菌薬の効果の特性を，① time above MIC（%T＞MIC）：24時間のうち抗菌薬の血中濃度が何時間MICを超えていたかの割合，② C_{max}/MIC（またはC_{peak}/MIC）：最高血中濃度をMICで除したもの，③ AUC/MIC：血中濃度曲線下面積をMICで除したもの，の3つに分類しています（図）．この3つの指標を基に，抗菌薬の系統や細菌の種類ごとに目標値（ターゲット値）が設定され，この基準を満たすような投与方法（表）を個々の患者に用いることで，抗菌薬の有効性を高めることができます[2]．

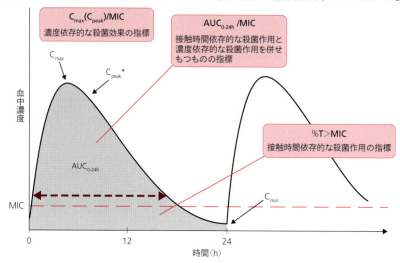

図　PK/PD理論に用いられる指標
* C_{peak}：組織への分布が完了し，血液と組織間濃度が平衡状態となった時点の濃度．アミノグリコシド系抗菌薬で用いられる．

表　抗菌薬のPK/PDパラメーターと投与例

PK/PDパラメーター	系統名	抗菌薬の例	投与例
time above MIC	βラクタム系 　セファロスポリン系 　カルバペネム系 　ペニシリン系 　モノバクタム系	セフェピム，セフタジジム イミペネム，メロペネム タゾバクタム/ピペラシリン アズトレオナム	分割投与，長時間点滴，持続点滴
C_{max}，C_{peak}/MIC （AUC/MIC）	アミノグリコシド系 キノロン系 環状リポペプチド系	アミカシン，ゲンタマイシン，トブラマイシン シプロフロキサシン，レボフロキサシン ダプトマイシン	1日1回投与
AUC/MIC	マクロライド系 リンコマイシン系 テトラサイクリン系 グリコペプチド系 オキサゾリジノン系	クラリスロマイシン，アジスロマイシン クリンダマイシン ミノサイクリン バンコマイシン リネゾリド	1日総投与量の増量

（Craig WA: Pharmacokinetic/pharmacodynamic parameters: rationale for antibacterial dosing of mice and men. Clin Infect Dis 26: 1-10, 1998 より改変して引用）

文献
1) Craig WA: Pharmacokinetic/pharmacodynamic parameters: rationale for antibacterial dosing of mice and men. Clin Infect Dis 26: 1-10, 1998
2) 抗菌薬TDMガイドライン作成委員会（編）：抗菌薬TDMガイドライン2016．日本化学療法学会，2016

付録 2　覚えておきたい代表的な抗菌薬

▶ **ペニシリン系**

PK/PD パラメータ	%T＞MIC
作用の特徴	時間依存的な抗菌作用

古典的ペニシリン，アミノペニシリン

略語	一般名	代表的商品名	剤形	特徴
PCG	ベンジルペニシリン	ペニシリン G カリウム	注射	▶グラム陽性菌への優れた抗菌活性を有するが，耐性化が進んでおり経験的治療としては使いづらい．▶感性を有する場合には，腸球菌感染症をはじめ，肺炎球菌性肺炎や髄膜炎にも使用できる．▶点滴静注により血管痛や静脈炎を生じることから希釈液量には注意が必要．▶腎障害患者への投与の際には血清カリウム値のモニターを行うこと．
ABPC	アンピシリン	ビクシリン	注射/経口	▶PCG と同様のグラム陽性菌に対する抗菌スペクトラムを有する．▶一部のグラム陰性菌（*H. influenzae*, *E. coli*, *P. mirabilis*）に感性を有することから，感受性結果判明後の標的治療として使用できる．
AMPC	アモキシシリン	サワシリン	経口	▶ABPC と同様の抗菌スペクトラムを有する経口抗菌薬．▶ABPC の経口剤は生体内利用率が低いことから，ABPC 注射剤からの経口薬へのスイッチには AMPC を使用する．

β ラクタマーゼ阻害薬配合ペニシリン系

略語	一般名	代表的商品名	剤形	特徴
SBT/ABPC	スルバクタム/アンピシリン	ユナシン-S	注射	▶ABPC と β ラクタマーゼ阻害薬の SBT との配合剤．▶SBT を配合したことにより，β ラクタマーゼ産生の黄色ブドウ球菌（MSSA）やグラム陰性菌，嫌気性菌（*Bacteroides* 属）に抗菌活性を有する．▶SBT は，*Acinetobacter* 属を含む特定の菌種に対して抗菌活性を有する．
TAZ/PIPC	タゾバクタム/ピペラシリン	ゾシン	注射	▶抗緑膿菌活性を有する PIPC と β ラクタマーゼ阻害薬の TAZ との配合剤．▶TAZ を配合したことにより，β ラクタマーゼ産生の黄色ブドウ球菌（MSSA）やグラム陰性菌，嫌気性菌（*Bacteroides* 属）などへの幅広い抗菌スペクトラムを有する．▶近年，バンコマイシンとの併用による腎障害発現増加のリスクが指摘されている．
CVA/AMPC	クラブラン酸/アモキシシリン	オーグメンチン	経口	▶AMPC と β ラクタマーゼ阻害薬の CVA との配合剤．▶国内で使用可能な剤形の CVA と AMPC の配合比は 1：2 であるが，欧米では 1：14 と乖離が大きい．

▶ **セファロスポリン系**

PK/PD パラメータ	%T＞MIC
作用の特徴	時間依存的な抗菌作用

第一世代セファロスポリン系

略語	一般名	代表的商品名	剤形	特徴
CEZ	セファゾリン	セファメジン	注射	▶主にグラム陽性球菌に抗菌活性を示す．MSSA 感染症に対するペニシリンの代替薬．▶一部のグラム陰性桿菌（*E. coli*, *K. pneumoniae*, *P. mirabilis*）に抗菌活性を有することがあるが，経験的治療には推奨されない．
CEX	セファレキシン	ケフレックス	経口	▶CEZ と同等の抗菌スペクトラムを有する経口抗菌薬．▶吸収率は 90％ と高いことから，CEZ からの経口薬スイッチに利用できる．
CCL	セファクロル	ケフラール	経口	▶CEZ と同等の抗菌スペクトラムを有する経口抗菌薬．▶第二世代セファロスポリンに分類されることもある．▶吸収率は 90％ 超と高いことから，CEZ からの経口薬スイッチに利用できる．

第二世代セファロスポリン系，セファマイシン系

略語	一般名	代表的商品名	剤形	特徴
CTM	セフォチアム	パンスポリン	注射/経口	▶第一世代セファロスポリン系抗菌薬と同様の抗菌スペクトラムに *H. influenzae* や *M. catarrhalis* などへの抗菌活性を有する．▶経口剤もあるが，生体内利用率が 60％ 程度と乏しい．
CMZ	セフメタゾール	セフメタゾン	注射	▶第二世代セファロスポリン系抗菌薬の抗菌スペクトラムに加えて *Bacteroides* 属などの嫌気性菌への抗菌活性を有する．▶グラム陽性菌へのスペクトラムは第一世代セファロスポリン系抗菌薬より劣るが，基質特異性拡張型 β ラクタマーゼ（ESBLs）に対しても安定である．

付録　167

第三世代セファロスポリン系

略語	一般名	代表的商品名	剤形	特徴
CTX	セフォタキシム	クラフォラン	注射	▶第二世代セファロスポリン系抗菌薬よりもグラム陰性菌に対する幅広い抗菌スペクトラムを示すとともに，黄色ブドウ球菌(MSSA)や肺炎球菌などのグラム陽性菌に対する抗菌活性を有する．▶緑膿菌に対する抗菌活性はない．
CTRX	セフトリアキソン	ロセフィン	注射	▶CTXと同じ抗菌スペクトラムを有する．▶代謝は主に肝排泄型であり，腎機能による影響を受けにくいことや，消失半減期が長いことから1日1回投与も可能．▶緑膿菌に対する抗菌活性はない．
CAZ	セフタジジム	モダシン	注射	▶緑膿菌への抗菌活性に優れた特徴を有するが，グラム陽性菌への抗菌活性はほとんど有さない．
CDTR-PI	セフジトレンピボキシル	メイアクト	経口	▶腸管吸収率が乏しいことから，治療に必要な血中濃度に到達できない可能性がある．
CFDN	セフジニル	セフゾン	経口	
CFPN-PI	セフカペンピボキシル	フロモックス	経口	

第四世代セファロスポリン系

略語	一般名	代表的商品名	剤形	特徴
CFPM	セフェピム	マキシピーム	注射	▶第三世代セファロスポリン系抗菌薬の抗菌スペクトラムに加えて，緑膿菌に対する抗菌活性も有する．▶第三世代セファロスポリン系抗菌薬と異なり，AmpC型βラクタマーゼにも安定であることからEnterobacter, Citrobacter, Serratia属などへの抗菌活性を有する．

▶ カルバペネム系

PK/PD パラメータ	%T>MIC
作用の特徴	時間依存的な抗菌作用

略語	一般名	代表的商品名	剤形	特徴
IPM/CS	イミペネム/シラスタチン	チエナム	注射	▶カルバペネム系抗菌薬であるイミペネムに，腎臓に多く存在する分解酵素であるデヒドロペプチダーゼ-I(DHP-I)阻害作用のあるシラスタチンを1:1で配合した抗菌薬．▶グラム陽性菌，グラム陰性菌，嫌気性菌に対する広い抗菌スペクトラムを有するが，カルバペネム系抗菌薬のなかでは，グラム陽性菌に対する抗菌作用が強いとされる．▶中枢神経系(痙攣)などの副作用発現に注意が必要．▶AMR(薬剤耐性)対策の観点からも，患者背景や推定される起炎菌を考慮した選択が必要．
MEPM	メロペネム	メロペン	注射	▶カルバペネム系抗菌薬の標準的な薬剤である．▶単剤でDHP-Iに安定で痙攣などの中枢系への毒性も軽減されている．▶グラム陽性菌，グラム陰性菌，嫌気性菌に対する広い抗菌スペクトラムを有するが，カルバペネム系抗菌薬のなかでは，緑膿菌をはじめとするグラム陰性菌に対して強い抗菌作用を有する．▶基質特異性拡張型βラクタマーゼ(ESBLs)やAmpC産生菌に対しても抗菌作用を示す．▶AMR(薬剤耐性)対策の観点からも，患者背景や推定される起炎菌を考慮した選択が必要．

▶ モノバクタム系

PK/PD パラメータ	%T>MIC
作用の特徴	時間依存的な抗菌作用

略語	一般名	代表的商品名	剤形	特徴
AZT	アズトレオナム	アザクタム	注射	▶グラム陰性菌への抗菌活性を有するが，グラム陽性菌への活性は乏しい．▶βラクタム系抗菌薬アレルギーの既往のある患者に使用することがある．▶多剤耐性緑膿菌に対して，併用療法に使用することがある．

▶ キノロン系

PK/PD パラメータ	C_{max}/MIC または AUC/MIC
作用の特徴	濃度依存的，または投与量依存的な抗菌作用

略語	一般名	代表的商品名	剤形	特徴
CPFX	シプロフロキサシン	シプロキサン	注射/経口	▶主にグラム陰性菌に対する抗菌スペクトラムを有しており，緑膿菌もカバーする．▶組織移行性が高く，細胞内寄生菌（クラミジア，レジオネラ，マイコプラズマなど）にもスペクトラムを有する．▶有効とされる菌種は多いが，そのほとんどでキノロン耐性菌が報告されており，耐性化動向を把握して使用する．▶経口剤の生体内利用率は高いが，2価（Mg^{2+}，Ca^{2+}）や3価（Al^{3+}）の金属イオンと同時に服用するとキレートを生じて吸収されないため同時投与を避ける．
LVFX	レボフロキサシン	クラビット	注射/経口	▶LVFX の抗菌スペクトラムは，CPFX の抗菌スペクトラムにグラム陽性菌（肺炎球菌，MSSA，溶連菌など）を加えた活性を有する．▶有効とされる菌種は多いが，そのほとんどでキノロン耐性菌が報告されており，耐性化動向を把握して使用する．▶結核菌への抗菌スペクトラムを有することから，下気道感染症への経験的使用による結核症診断の遅れが懸念されるため，結核症の除外を行わずに使用することは避ける．▶経口剤の生体内利用率は高いが，2価（Mg^{2+}，Ca^{2+}）や3価（Al^{3+}）の金属イオンと同時に服用するとキレートを生じて吸収されないため同時投与を避ける．
MFLX	モキシフロキサシン	アベロックス	経口	▶MFLX の抗菌スペクトラムは，LVFX の抗菌スペクトラムに加えて嫌気性菌（*Bacteroides* 属など）に対する抗菌活性を有するが，緑膿菌には抗菌活性を示さない．▶有効となる菌種は多いが，そのほとんどでキノロン耐性菌が報告されており，耐性化動向を把握して使用する．▶結核菌への抗菌スペクトラムを有することから，下気道感染症への経験的使用による結核症診断の遅れが懸念されるため，結核症の除外を行わずに使用することは避ける．▶経口剤の生体内利用率は高いが，2価（Mg^{2+}，Ca^{2+}）や3価（Al^{3+}）の金属イオンと同時に服用するとキレートを生じて吸収されないため同時投与を避ける．

▶ アミノグリコシド系

PK/PD パラメータ	C_{peak}/MIC
作用の特徴	濃度依存的な抗菌作用
TDM の指標	有効性：C_{peak}，安全性：C_{min}

略語	一般名	代表的商品名	剤形	特徴
GM	ゲンタマイシン	ゲンタシン	注射	▶アミノグリコシド系抗菌薬の基準薬．▶主にグラム陰性桿菌やグラム陽性球菌に対して単独，または他剤と併用される．
TOB	トブラマイシン	トブラシン	注射	▶主にグラム陰性桿菌に対して使用される．▶特に緑膿菌に対して高い抗菌活性を示す．
AMK	アミカシン	アミカシン	注射	▶主にグラム陰性桿菌に対して使用される．▶アミノグリコシド系抗菌薬の不活化酵素阻害作用を有する．▶結核菌や非結核性抗酸菌（MAC など）に対して他剤と併用される．
ABK	アルベカシン	ハベカシン	注射	▶アミノグリコシド系抗菌薬の不活化酵素に安定で，MRSA に対しての適応を有する．▶グラム陰性桿菌に対する抗菌活性も有しており，MRSA との混合感染が疑われる際に選択されることもある．

▶ リンコマイシン系

PK/PD パラメータ	AUC/MIC
作用の特徴	投与量依存的な抗菌作用

略語	一般名	代表的商品名	剤形	特徴
CLDM	クリンダマイシン	ダラシン	注射/経口	▶ブドウ球菌，レンサ球菌などのグラム陽性菌や嫌気性菌，マイコプラズマへの抗菌活性を有する．▶化膿レンサ球菌（*S. pyogenes*）による壊死性筋膜炎では，ペニシリン系抗菌薬との併用で毒素産生抑制効果が *in vitro* で検証されている．▶*Bacteroides* 属などの嫌気性菌への耐性が増加している．

付録　169

▶ マクロライド系

PK/PD パラメータ	AUC/MIC
作用の特徴	投与量依存的な抗菌作用

略語	一般名	代表的商品名	剤形	特徴
CAM	クラリスロマイシン	クラリス	経口	▶エリスロマイシン（EM）の弱点であった胃酸への安定性と吸収率を改善した薬剤. ▶組織移行性に優れ, 細胞内にも移行できる. ▶一般細菌であるレンサ球菌や肺炎球菌, モラクセラ・カタラーリス, インフルエンザ菌や, 非定型病原体であるマイコプラズマ, レジオネラなどにも活性を示すことから, ほとんどの市中肺炎の起炎菌に有効である. しかし, 近年, 耐性化が進んでいる. ▶シトクローム（CYP）3A4 で代謝され, 多くの薬剤の代謝を競合的に阻害することから, 併用薬には注意が必要.
AZM	アジスロマイシン	ジスロマック	注射/経口	▶15 員環のマクロライド系抗菌薬で, 長い消失半減期（約 70 時間）を呈することから, 1 回経口投与の製剤も使用可能. ▶EM や CAM と比べ, インフルエンザ菌への抗菌活性が改善されている. ▶注射剤も使用可能であることから, 注射剤から経口剤へのスイッチも可能である.
FDX	フィダキソマイシン	ダフクリア	経口	▶C. difficile による感染性腸炎に効能をもつ 18 員環のマクロライド系抗菌薬. ▶経口投与でほとんど体内に吸収されず, 抗菌スペクトラムも狭いことから, 腸内細菌叢への影響が少ないと考えられている. ▶C. difficile の芽胞形成および toxin 産生を阻害するという特性をもつことから, 難治性や再発性の CDI にも有効とされる.

▶ テトラサイクリン系

PK/PD パラメータ	AUC/MIC
作用の特徴	投与量依存的な抗菌作用

略語	一般名	代表的商品名	剤形	特徴
MINO	ミノサイクリン	ミノマイシン	注射/経口	▶テトラサイクリン系抗菌薬は, きわめて広い抗菌スペクトラムを有しており, グラム陽性菌, グラム陰性菌, 細胞内寄生菌, またマラリアなどの原虫への抗菌活性を示す. ▶効果は静菌的である. ▶経口剤の生体内利用率は高いが, 2 価（Mg^{2+}, Ca^{2+}）や 3 価（Al^{3+}）の金属イオンと同時に服用するとキレートを生じて吸収されないため同時投与を避ける. ▶組織移行性が高いが, 中枢系への移行は乏しい.

▶ グリコペプチド系

PK/PD パラメータ	AUC/MIC
作用の特徴	投与量依存的な抗菌作用
TDM の指標	TDM の指標：C_{min}

略語	一般名	代表的商品名	剤形	特徴
VCM	バンコマイシン	バンコマイシン	注射/経口	▶グラム陽性菌（球菌, 桿菌）に抗菌活性を有する. ▶わが国での注射剤の適応菌種は, MRSA, MRCNS, PRSP. ▶MSSA に対しては感性を有する β ラクタム剤よりも治療効果が劣る. ▶分子量が大きく組織への移行性は乏しい. ▶消化管からの吸収はほとんどない. ▶点滴速度が速いと red neck 症候群の発現頻度が高まることから, 緩徐に投与する. ▶TDMでは, トラフ値（C_{min}）を 10〜20 μg/mL に維持する. トラフ値>20 μg/mL が続くと腎障害発現のリスクが高まる. ▶C. difficile が原因となる偽膜性腸炎は, 経口投与（バンコマイシン散）の適応を有する.
TEIC	テイコプラニン	タゴシッド	注射	▶VCM と同様の抗菌スペクトラムを有する. ▶わが国での適応菌種は MRSA のみ. ▶red neck 症候群の発現リスクは, VCM よりも低い. ▶VCM よりも腎障害の発現リスクは低い. ▶TDM では, トラフ値を 15〜20（〜30：重症感染症）μg/mL に維持する.

▶ 環状リポペプチド系

PK/PD パラメータ	C_{max}/MIC または AUC/MIC
作用の特徴	濃度依存的, または投与量依存的な抗菌作用

略語	一般名	代表的商品名	剤形	特徴
DAP	ダプトマイシン	キュビシン	注射	▶グラム陽性菌に抗菌活性を有する. ▶わが国での適応菌種は MRSAのみ. ▶肺サーファクタントとの結合で不活化されることから, 肺炎には使用しない. ▶保険適用を超える投与量での使用がなされることもある. ▶主な副作用には CPK（クレアチンホスホキナーゼ）上昇があり, HMG-CoA 還元酵素阻害薬との併用で頻度が高まる.

▶ オキサゾリジノン系

PK/PD パラメータ	AUC/MIC
作用の特徴	投与量依存的な抗菌作用

略語	一般名	代表的商品名	剤形	特徴
LZD	リネゾリド	ザイボックス	注射/経口	▶グラム陽性菌に抗菌活性を有する.▶わが国での適応菌種は,MRSAとバンコマイシン耐性腸球菌(VRE)のみである.▶作用は静菌的であるが,嫌気性菌(*Clostridioides* 属,*Bacteroides* 属など)や結核菌,放線菌(*Nocardia* 属など)への抗菌活性を有する.▶組織移行性は高く全身に分布し,特に肺胞被覆液中の濃度が高いことから肺炎に対する効果が注目されている.▶主な副作用としては,血球減少,特に血小板減少の発現頻度が高く,腎機能との関連が報告されている.

▶ ST 合剤

PK/PD パラメータ	AUC/MIC
作用の特徴	投与量依存的な抗菌作用

略語	一般名	代表的商品名	剤形	特徴
SMX/TMP（ST）	スルファメトキサゾール/トリメトプリム	バクタ	注射/経口	▶ニューモシスチス・イロベチー(PCP)の治療と予防,原虫,耐性菌(*Stenotrophomonas maltophilia* など),ST 合剤に感性の大腸菌による尿路感染症などで使用する.▶生体内利用率は高く,組織移行性も良好で全身に分布する.▶ワルファリンの作用増強をはじめとする薬物相互作用にも注意が必要.▶クレアチニン値の上昇がみられることがあるが,尿細管から分泌される薬剤とクレアチニンとの競合であり腎障害を示唆するものではないケースもある.

▶ ホスホマイシン系

PK/PD パラメータ	AUC/MIC
作用の特徴	投与量依存的な抗菌作用

略語	一般名	代表的商品名	剤形	特徴
FOM	ホスホマイシン	ホスミシン	注射/経口	▶大腸菌や腸球菌による単純尿路感染症に用いる.▶欧米で上市されているホスホマイシンの経口剤はトロメタモール塩,わが国の製剤はカルシウム塩である.▶そのため,生体内利用率がトロメタモール塩:37%,カルシウム塩:26% と異なる.▶用法・用量も欧米と大きく異なることから,CLSI や EUCAST のブレイクポイントをそのまま適応することができない.

▶ グリシルサイクリン系

PK/PD パラメータ	AUC/MIC
作用の特徴	投与量依存的な抗菌作用

略語	一般名	代表的商品名	剤形	特徴
TGC	チゲサイクリン	タイガシル	注射	▶β ラクタム系抗菌薬,フルオロキノロン系抗菌薬およびアミノグリコシド系抗菌薬のうち 2 系統以上に耐性を示した菌株で,他剤が使用できない場合のみ使用.▶緑膿菌への抗菌活性はない.

▶ ポリペプチド系

PK/PD パラメータ	C_{max}/MIC または AUC/MIC
作用の特徴	濃度依存的,または投与量依存的な抗菌作用

略語	一般名	代表的商品名	剤形	特徴
CL	コリスチン	オルドレブ	注射	▶β ラクタム系抗菌薬,フルオロキノロン系抗菌薬およびアミノグリコシド系抗菌薬の 3 系統に耐性を示した菌株に使用.▶腎毒性が高いことから,3 日ごとを目安に腎機能のモニタリングを行う.

付録

あ と が き

　私が当院抗菌薬適正使用チームのカンファレンスに参加し始めたのは2008年中頃からでしたが，当時は呼吸器内科の所属であったため，呼吸器患者の診療，研修医の教育，外勤などをこなしつつ，何とか時間を捻出してカンファレンスに参加していました．そのころは，現在の上司である藤田直久先生や本書の執筆者でもある薬剤部・小阪直史先生のほか，志馬伸朗先生（現・広島大学救急集中治療医学・教授）が感染対策部に在籍されており，非常に熱い議論がかわされていたことを記憶しています．そういったなかで，微生物検査に苦手意識をもっていた私は何とか薬剤感受性結果のみかたをマスターしようといろいろ書籍を探しました．しかし，なかなか効率よく勉強する手立てがなく，結局は微生物に関する勉強会や研究会にできる限り参加し，また院内外問わず臨床検査技師の方々と交流することで，本当に多くのことを学びました．あれから10年以上が経ち，現在の立場で強く感じていることは，AMRに対する世界的な取り組みが高まりをみせるなか，臨床医は抗菌薬の知識だけではなく，薬剤感受性結果を含む各種微生物検査に対する"真の理解"が必須であるということです．単に同定菌名や薬剤感受性結果をみるだけではなく，どのようなプロセスで同定し，感受性検査が実施されているのか，あるいは検査結果がどのように臨床側に返されているかについても注意を払うことが，適切な抗菌薬の選択や耐性菌の削減につながるのだと確信しています．

　そのような背景があり，「"微生物検査結果の解釈"に焦点を当てた書籍がぜひ必要」との観点から生まれたのが本書です．ややマニアックな内容も含まれていますが，繰り返し復習することで日々すでに抗菌薬を使用している医師や薬剤師はより理解が深まり，また若手や感染症内科を目指す医師，抗菌薬適正使用チームのメンバーにも有用であると考えています．さらにこれらの知識と理解，抗菌薬をより適正に処方していこうという思いが，波紋のように，すべての医療従事者，医療機関，外注検査会社にも広がっていくことを願ってやみません．

　最後に，本書の作成にあたり，1年半以上にもわたる執筆内容についての相談，400回近くに及ぶメールのやりとりなど，多大なるご尽力を賜りました医学書院医学書籍編集部の山中邦人氏に厚く御礼申し上げます．

令和元年8月

中西雅樹

索引

欧 文

ギリシャ

βラクタマーゼ産生確認試験　16
βラクタマーゼ産生菌, AmpC 型　76
βラクタマーゼ阻害薬　88
　── 配合剤　164
βラクタム系抗菌薬
　── の長時間点滴　74
　── の薬物動態/薬力学　14

A

ABK　169
ABPC　164, 167
ABPC/SBT　164, 167
Acinetobacter baumannii　88, 164
A-DROP　84
AMK　165, 169
AMPC　167
AMPC/CVA　167
AmpC 型βラクタマーゼ産生菌　76
AMR：antimicrobial resistance　2, 3
AST：antimicrobial stewardship team　3
　── における微生物検査の重要性　136
AUC　166
AUC/MIC　166
avibactam（Avycaz）　82
AZM　165, 170
AZT　164, 168

B

Bacillus cereus　96, 125
　── に対する抗菌薬療法　96
Bacillus cereus 菌血症　96
Bacteroides fragilis　164
Bordetella pertussis　122

C

CAM　165, 170
　── 投与時の注意点　106
CA-MRSA：community-acquired MRSA　26, 164
CAP：community-acquired pneumonia　20, 40, 110

CAZ　164, 168
CCL　167
CD トキシン　98
CDTR-PI　168
CEX　167
　── のスイッチ療法　12
CEZ　164, 167
CFDN　168
CFPM　164, 168
CFPN-PI　168
Citrobacter freundii　164
Citrobacter koseri　164
CL　171
　── の併用療法　80
CLDM　165, 169
Clostridioides（*Clostridium*）*difficile*　164
Clostridioides（*Clostridium*）*difficile* 感染症　98, 100
　── に対する治療薬　98
CLSI：Clinical and Laboratory Standards Institute　5, 6
　── のドキュメントの一覧, 微生物に関する主な　6
　── の薬剤感受性基準　5
C_{max}　166
C_{max}/MIC　166
CMZ　164, 167
CNS：coagulase negative *Staphylococus*　32, 38
Cockroft-Gault の計算式　162
COPD：chronic obstructive pulmonary disease　22
C_{peak}　166
C_{peak}/MIC　166
CPE：carbapenemase-producing Enterobacteriaceae　78, 80, 82
CPFX　165, 169
CRBSI：catheter related blood stream infection　30, 36
　── に対する抗菌薬ロック療法　36
CRE：carbapenem-resistant Enterobacteriaceae　78, 80, 82
　── の届出基準　78
CS/IPM　164, 168
CTM　164, 167
CTRX　164, 168
　── と CTX の違い　70
　── のピットフォール　20

CTX　164, 168
　── と CTRX の違い　70
CVA と抗菌薬関連下痢症　110
CVA/AMPC　167

D

DAP　165, 170
　── の特徴と注意点　30
de-escalation　48
D-zone test　28

E

Enterobacter cloacae　74, 76, 78, 164
Enterococcus faecalis　124, 164
Enterococcus faecium　164
ESBL：extended-spectrum β-lactamase　112
ESBL 確認試験　62
ESBL 産生菌　62, 64
　── 検出のためのスクリーニング基準　158
　── と発熱性好中球減少症　64
Escherichia coli　124
　──（ESBL）　164
　──（non ESBL）　164
　── に対する薬剤感受性判定および ESBL 確認試験　158
EUCAST：European Committee on Antimicrobial Susceptibility Testing　5

F

FDX　170
　── 使用時の注意点　100
fever work-up　41, 128
FOM　171
　── の薬剤感受性結果　160

G

GDH：glutamate dehydrogenase　98
Geckler 分類　20, 129
GM　165, 169

H

Haemophilus influenzae　164
HA-MRSA：hospital associated MRSA　26, 164

175

HCAP：healthcare-associated
　pneumonia　22

I

ICT：infection control team　80
inoculum effect　68
IPM/CS　164, 168

K

Klebsiella（*Enterobacter*）*aerogenes*
　　164
Klebsiella pneumoniae　66, 164

L

Legionella pneumophila　126
Legionella sp.　164
Listeria monocytogenes　164
LVFX　165, 169
　——，抗結核薬としての　104
LZD　165, 171
　—— の特徴と注意点　28

M

MAC：*Mycobacterium avium*
　complex　106
major determinant　34
MDRA：multiple drug-resistant
　Acinetobacter　90
MEPM　164, 168
MFLX　165, 169
MIC：minimum inhibitory
　concentration　4, 166
　—— 解釈基準　134
　—— プレート　137
Miller & Jones 分類　20, 129
MINO　165, 170
minor determinant　34
MNZ　165
modified Centor criteria　46
modified CIM 試験　78
Moraxella catarrhalis　164
MRSA：methicillin-resistant
　Staphylococcus aureus　12
　——，院内感染型/市中感染型
　　　26, 164
MRSA 肺炎に対する抗菌薬療法
　　　114
MRSE：methicillin-resistant
　Staphylococcus epidermidis　123
MSSA：methicillin-susceptible
　Staphylococcus aureus　12, 164
Mycobacterium avium 感染症　106
Mycobacterium tuberculosis　148

Mycobacteroides abscessus 感染症
　　　108
Mycoplasma pneumoniae　118, 164

N

Neisseria gonorrhoeae　164
Neisseria meningitidis　164
non-CPE：non-carbapenemase-
　producing Enterobacteriaceae　78
NTM：non-tuberculosis
　Mycobacterium　148
　—— の感受性検査　151

P

PCG　164, 167
　—— 投与時の血中カリウム値と
　溶解液量　40
penicillin disk zone edge test
　　　16, 18, 138
Peptostreptococcus　164
PIPC/TAZ　164, 167
　—— の注意点　112
PK/PD：pharmacokinetics/
　pharmacodynamics　166
　——，βラクタム系抗菌薬の　14
PK/PD パラメーターと投与例
　　　166
PPLO 培地　118
Proteus mirabilis　164
PRSP：penicillin-resistant
　Streptococcus pneumoniae　40
Pseudomonas aeruginosa
　　　86, 125, 164
Pseudomonas maltophilia　92
PVL：Panton-Valentine-leukocidin
　　　26

R

RBT と RFP　108
Runyon 分類　148

S

SBT/ABPC　164, 167
selective reporting　5, 141, 154
SPACE　72
ST 合剤　165, 171
　—— の特徴と注意点　60
Staphylococcus aureus　12, 123
Staphylococcus epidermidis　34, 164
Staphylococcus lugdunensis　32, 164
Staphylococcus saprophyticus　38, 164
Stenotrophomonas maltophilia
　　　92, 164

Streptococcus mitis　48, 124
Streptococcus pneumoniae
　　　40, 123, 164

T

TAZ/PIPC　164, 167
　—— の注意点　112
TDM：therapeutic drug
　monitoring　3
　——，VCM の　22, 24
TEIC　165, 170
TGC　171
　—— 使用時の注意点　90
time above MIC　166
TOB　165, 169
toxigenic culture　98

V・X

vaborbactam（Vabomere）　82
VCM　165, 170
　—— の腸管吸収，経口投与した
　　　38
　—— の治療薬物モニタリング
　　　22, 24
　—— の点滴時間　26
Viridans streptococci　164
Xanthomonas maltophilia　92

和　文

あ

アザクタム　164, 168
アジスロマイシン　165, 170
アシネトバクター属　90
アズトレオナム　164, 168
アベロックス　165, 169
アミカシン　165, 169
アミノグリコシド系抗菌薬
　　　165, 169
　—— の単剤治療　86
　—— の併用療法　54
　—— の用法，感染性心内膜炎で
　の　50
アモキシシリン　167
アモキシシリン/クラブラン酸
　　　167
アルベカシン　169
アンチバイオグラム　140
暗発色菌　148
アンピシリン　164, 167
アンピシリン/スルバクタム
　　　164, 167

176　　索引

い

移行しやすい抗菌薬，感染臓器別　60
移行性が悪い臓器と組織　16
遺伝子型　144
イミペネム/シラスタチン　164, 168
医療ケア関連肺炎　22
咽頭炎　46
院内感染型 MRSA　26, 164
インフルエンザウイルス感染症　34

う・え

ウェル　151
液体培地　150
壊死性筋膜炎　44

お

黄色ブドウ球菌　12
オーグメンチン　167
小川培地　150
オキサゾリジノン系抗菌薬　165, 171
オルドレブ　171
―― の併用療法　80

か

核酸増幅検査　150
喀痰の品質評価　20
喀痰培養，採取のタイミング　128
獲得耐性　144
カテーテル関連血流感染症　30, 36
―― に対する抗菌薬ロック療法　36
芽胞形成菌に対する抗菌薬療法　94
カラー図譜　123
カルバペネマーゼ産生菌　78
カルバペネマーゼ産生腸内細菌科細菌　78, 80, 82
カルバペネマーゼ非産生菌　78
カルバペネム系抗菌薬　164, 168
―― の違い　92
カルバペネム耐性腸内細菌科細菌　78, 80, 82
―― の届出基準　78
環状リポペプチド系抗菌薬　165, 170
感染症診療のプロセス　2

感染性心内膜炎　14, 16, 18, 30, 50
―― でのアミノグリコシド系抗菌薬の用法　50
―― の原因菌　54
感染臓器・部位からみる処方抗菌薬のポイント　7
感染臓器別に移行しやすい抗菌薬　60
肝膿瘍　68

き

気管支拡張症　22
基質特異性拡張型 β ラクタマーゼ　112
―― 確認試験　62
キノロン系抗菌薬　165, 169
―― の使い分け　120
キュビシン　165, 170
―― の特徴と注意点　30
狭域化　48
胸水　116
胸膜炎　116
菌名同定　133
―― に時間がかかるケース　134

く

クラビット　165, 169
――，抗結核薬としての　104
クラフォラン　168
クラブラン酸/アモキシシリン　167
クラブラン酸と抗菌薬関連下痢症　110
グラム染色　123, 133
クラリスロマイシン（クラリス）　165, 170
―― 投与時の注意点　106
グリコペプチド系抗菌薬　165, 170
グリシルサイクリン系抗菌薬　171
クリンダマイシン　165, 169
グルタミン酸脱水素酵素　98
クレアチニンクリアランス　162

け

経口抗菌薬と薬物動態　58
経口セファロスポリン系の薬物動態　58
蛍光染色　149

経口投与した VCM の腸管吸収　38
経口ペニシリン系抗菌薬の薬物動態　58
血液脳関門　16, 18
血液培養
――，汚染の原因　132
――，採取のタイミング　128
―― とコンタミネーション　132
結核　102, 104
結核菌　148
―― の主な薬剤感受性検査方法　151
血中濃度曲線下面積　166
血中濃度の設定，VCM の薬物治療モニタリング　24
ケフラール　167
ケフレックス　167
検査前プロセス　128
検体採取
―― と搬送　128
―― のポイント，VCM の治療薬物モニタリング　22
―― 容器早見表　131
検体搬送　130
検体保存　129
ゲンタマイシン（ゲンタシン）　165, 169
原虫治療薬　165

こ

コアグラーゼ陰性ブドウ球菌　32, 38
抗菌薬
―― 投与時の電解質負荷　84
―― の PK/PD パラメーターと投与例　166
―― の移行性が悪い臓器と組織　16
―― のスペクトラム（表）　164
―― の組織移行性　8, 16, 116
―― を選ぶには　7
抗菌薬関連下痢症，CVA と　110
抗菌薬適正使用支援チーム　3
抗菌薬ロック療法，CRBSI に対する　36
抗結核薬　102
―― としての LVFX　104
抗原性代謝産物　34
交差アレルギー，ペニシリン系抗菌薬との　34
抗酸菌検査　149

抗酸菌の種類　148
光発色菌　148
誤嚥性肺炎　112, 116
固形培地　150
　── による比率法　151
誤同定が起こりやすい細菌種
　　　　134

コリスチン　171
　── の併用療法　80
コロニー　136
コンタミネーション　34, 94
　── と血液培養　132

さ

細菌集落　136
細菌性髄膜炎　42
　── とセファロスポリン系抗菌
　　薬の投与量　18
細菌同定　133
細菌のグラム染色像　123, 133
最高血中濃度　166
最小発育阻止濃度　4, 166
　── 解釈基準　134
ザイボックス　165, 171
　── の特徴と注意点　28
サワシリン　167

し

ジスロマック　165, 170
自然耐性　144
市中感染型MRSA　26, 164
市中肺炎　20, 40, 110
シナジー効果　50
シプロフロキサシン（シプロキサ
　ン）　165, 169
集菌塗抹　149
常在菌, 人体部位別の主な　135
脂溶性抗菌薬　8
　── および水溶性抗菌薬一覧
　　　　60
シラスタチン/イミペネム
　　　　164, 168
腎盂腎炎　38
　──, 複雑性　52
迅速発育菌　149
腎不全時の抗菌薬投与量の注意点
　　　　32

す

スイッチ療法, CEX の　12
髄膜炎　42
水溶性抗菌薬　8

　── および脂溶性抗菌薬一覧
　　　　60
スペクトラム（表）, 抗菌薬の
　　　　164
スルバクタム/アンピシリン
　　　　164, 167
スルファメトキサゾール/トリメ
　トプリム　165, 171
　── の特徴と注意点　60

せ

セファクロル　167
セファゾリン（セファメジン）
　　　　164, 167
セファマイシン系抗菌薬　167
　── の代替薬　62
セファレキシン　167
　── のスイッチ療法　12
セファロスポリン系抗菌薬
　　　　164, 167
　── に関する世代分類の落とし
　　穴　72
　── の投与量, 細菌性髄膜炎で
　　の　18
　── の薬物動態, 経口　58
セフェピム　164, 168
セフォタキシム（セフォタックス）
　　　　164, 168
　── とセフトリアキソンの違い
　　　　70
セフォチアム　164, 167
セフカペン ピボキシル　168
セフジトレン ピボキシル　168
セフジニル（セフゾン）　168
セフタジジム　164, 168
セフトリアキソン　164, 168
　── とセフォタキシムの違い
　　　　70
　── のピットフォール　20
セフメタゾール（セフメタゾン）
　　　　164, 167
選択的報告　5, 141, 154
前立腺炎　60

そ

臓器への移行性, 抗菌薬の　16
増菌培養　135
組織移行性, 抗菌薬の
　　　　8, 16, 116
ゾシン　164, 167
　── の注意点　112

た

第一世代セファロスポリン系抗菌
　薬　167
タイガシル　171
　── 使用時の注意点　90
第三世代セファロスポリン系抗菌
　薬　168
　── の特徴　72
耐性遺伝子　138
耐性確認試験　138
耐性菌　144
　──, 薬剤感受性結果から推定可
　　能な　146
　── のリスク因子　22
第二世代セファロスポリン系抗菌
　薬　167
第四世代セファロスポリン系抗菌
　薬　168
タゴシッド　165, 170
多剤耐性アシネトバクター感染症
　　　　90
タゾバクタム/ピペラシリン
　　　　164, 167
　── の注意点　112
縦読み　4, 8
多発性被包化胸水　116
ダフクリア　170
　── 使用時の注意点　100
ダプトマイシン　165, 170
　── の特徴と注意点　30
ダブルβラクタム療法　56
ダラシン　165, 169
蛋白質　144

ち

チールネルゼン染色　149
チエナム　164, 168
チゲサイクリン　171
　── 使用時の注意点　90
遅発育菌　148
注射剤から経口剤へのスイッチ療
　法, CEX の　12
長期培養の依頼が必要な場合
　　　　147
腸内細菌科細菌と内因性耐性
　　　　66
直接塗抹　149
治療薬物モニタリング　3
　──, VCM の　22, 24

て

テイコプラニン　165, 170

テトラサイクリン系抗菌薬 165, 170

電解質負荷，抗菌薬投与時の 84

と

毒素産生抑制効果を有する抗菌薬 44

トブラマイシン（トブラシン） 165, 169

トリメトプリム/スルファメトキサゾール 165, 171
—— の特徴と注意点 60

な・に

内因性耐性 66, 72
ニトロセフィン法 16
尿道留置カテーテル 70
尿培養，採取のタイミング 129
尿路感染症 38, 66, 68
——，複雑性 52, 70, 72

の

濃度幅 145
膿瘍性病変 8

は

バーセル指数 22
肺 MAC 症 106
肺炎球菌性肺炎 40
肺化膿症 24, 26, 28
肺結核 102, 104
培地を用いた比率法 151
バクタ 165, 171
—— の特徴と注意点 60
発熱性好中球減少症と ESBL 産生菌 64
ハベカシン 169
バンコマイシン 165, 170
—— の腸管吸収，経口投与した 38
—— の治療薬物モニタリング 22, 24
—— の点滴時間 26
パンスポリン 164, 167
判定基準，薬剤感受性検査の 4

ひ

ビクシリン 164, 167
非結核性抗酸菌 148
—— の感受性検査 151
非結核性抗酸菌症 106
非光発色菌 149

微生物検査の重要性，AST における 136
微生物に関する主な CLSI のドキュメントの一覧 6
ビットスペクトル 151
皮膚軟部組織感染症 12, 32
ピペラシリン/タゾバクタム 164, 167
—— の注意点 112
被包化胸水，多発性 116
ピボキシル基を有する経口抗菌薬の腸管吸収と副作用 46
百日咳菌 122
表現型 144
比率法，固形培地による 151
微量液体希釈法 4, 137, 151

ふ

フィダキソマイシン 170
—— 使用時の注意点 100
複雑性腎盂腎炎 52
複雑性尿路感染症 52, 70, 72
フラジール 165
プラスミド 145, 156
ブレイクポイント 134
ブレイクポイントプレート 137
フロモックス 168

へ

米国 CLSI の薬剤感受性基準 5
ペニシリン G カリウム 164, 167
—— 投与時の血中カリウム値と溶解液量 40
ペニシリン系抗菌薬 164, 167
—— との交差アレルギー 34
—— の薬物動態，経口 58
—— の歴史 52
ペニシリン耐性肺炎球菌 40
ペニシリンディスクゾーンエッジテスト 16, 18, 138
ベンジルペニシリン 164, 167
—— 投与時の血中カリウム値と溶解液量 40
扁桃炎 46

ほ

蜂窩織炎 12
ホスホマイシン（ホスミシン） 171
—— の薬剤感受性結果 160
ホスホマイシン系抗菌薬 171
ポリペプチド系抗菌薬 171

ま・み

マイコプラズマ肺炎 118
マキシピーム 164, 168
マクロライド系抗菌薬 165, 170
—— の適応外使用 122
—— の特徴 118
慢性閉塞性肺疾患 20
ミノサイクリン（ミノマイシン） 165, 170

め

メイアクト 168
メチシリン感受性黄色ブドウ球菌 12, 164
メチシリン耐性黄色ブドウ球菌 12
——，院内感染型/市中感染型 26, 164
メトロニダゾール 165
メロペネム（メロペン） 164, 168

も

モキシフロキサシン 165, 169
目標血中濃度の設定，VCM の治療薬物モニタリング 24
モダシン 164, 168
モノバクタム系抗菌薬 164, 168

や・ゆ

薬剤感受性基準，CLSI の 5
薬剤感受性検査 4
—— から推定可能な耐性菌 146
—— の落とし穴 137
—— の判定基準 4
薬剤感受性プレート 145
薬剤耐性 2, 3
薬剤耐性遺伝子の検出（結核菌） 151
薬剤耐性確認試験 138
薬剤耐性菌 144
—— の見分け方 145
薬剤濃度幅 145
薬物治療モニタリング 3
——，VCM の 22, 24
薬物動態/薬力学 166
——，β ラクタム系抗菌薬の 14
ユナシン-S 164, 167

り

リネゾリド 165, 171
—— の特徴と注意点 28

索引　179

リファブチンとリファンピシン
108
リンコマイシン系抗菌薬
165, 169

る・れ

類白血病反応　100

レジオネラ肺炎　120
レスピラトリーキノロン　120
レッドマン症候群　26
レボフロキサシン　165, 169
　──, 抗結核薬としての　104

ろ

ロセフィン　164, 168
　── とセフォタックスの違い
70
　── のピットフォール　20